DANIÈLE FESTY
Pharmacien

SE SOIGNER AVEC LES **HUILES ESSENTIELLES** PENDANT LA **GROSSESSE**

LEDUC.S ÉDITIONS

MISE EN GARDE

- Les conseils de ce livre ne remplacent en aucun cas une consultation médicale. Faites-vous suivre par un médecin et/ou une sage-femme tout au long de votre grossesse.
- Faites preuve de bon sens : si vos symptômes ne cèdent pas très vite, consultez un médecin sans attendre.

Retrouvez Danièle Festy sur son blog :
www.danielefesty.com

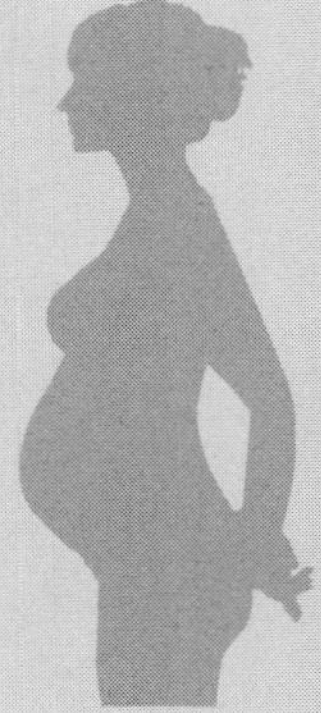

SOMMAIRE

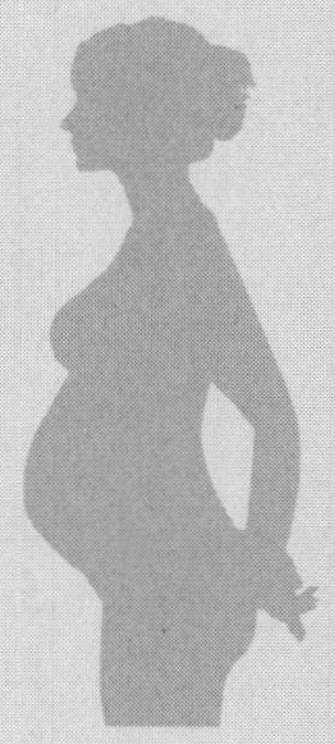

LA GROSSESSE ET LES HUILES ESSENTIELLES

« On m'a dit que… »

Il circule un nombre étonnant d'idées fausses sur les huiles essentielles, et plus encore sur leur usage durant la grossesse. Parmi elles : « les huiles essentielles sont dangereuses » et « les huiles essentielles sont strictement interdites aux femmes enceintes et qui allaitent ».

Les huiles essentielles ne sont pas dangereuses, elles sont puissantes, ce qui n'a rien à voir. Comme elles sont puissantes, elles peuvent effectivement devenir dangereuses si elles sont mal utilisées. Exactement comme le Doliprane, une voiture, le soleil, l'électricité ou l'eau. Les huiles essentielles ne sont pas dangereuses en soi.

Toutes les huiles essentielles ne sont pas interdites aux femmes enceintes. Certaines d'entre elles, nanties de composants potentiellement dangereux pour la maman ou pour le bébé, le sont effectivement. Mais une bonne trentaine d'huiles essentielles sont parfaitement inoffensives, soit parce qu'elles ne renferment strictement aucune molécule à risque, soit parce que, aux doses préconisées dans ce livre, elles ne présentent pas le moindre danger. Prenons l'exemple de l'essence de citron, antinausées, recommandée en usage interne pendant le 1er trimestre de la grossesse : pourquoi se passer de ses immenses services sous prétexte qu'il s'agit d'une « huile essentielle » ? Si vous la considérez, à tort, comme dangereuse, alors interdisez-vous aussi le citron, le jus de citron, les zestes de citron dans la cuisine, les citrons confits… cela n'a pas beaucoup de sens !

En raison d'un principe de précaution extrême (si extrême qu'il en devient nocif, une dérive de plus en plus régulièrement décriée par de nombreux experts), tout devient « dangereux donc interdit ». Et ne parlons pas de ce moment de la grossesse, période où les femmes sont encore très infantilisées et traitées comme de petites choses fragiles auxquelles on répond, lorsqu'elles souffrent de petits maux : « Prends ton mal en patience, il n'y a rien à faire. » Bien sûr, souffrez en silence mesdames ! C'est pour la bonne cause… Ou, plus malin, utilisez ce qui peut l'être pour vous soigner efficacement et sans aucun risque, je le répète.

Nous avons pris les précautions maximales

Dans cet ouvrage pratique, nous avons sélectionné un nombre très restreint d'huiles essentielles. Ce petit nombre suffit cependant pour traiter la plupart des troubles susceptibles de survenir au cours de la grossesse. Beaucoup d'autres huiles essentielles auraient pu être recommandées, au moins en application locale, sur de petites surfaces et pendant une courte durée. Mais, par précaution, nous les avons écartées, les jugeant potentiellement « à risques » dans certains cas extrêmes. Vous pouvez donc suivre les conseils de ce livre en toute confiance. Par ailleurs, si certains maux n'ont pas été traités dans ce livre, c'est parce que nous n'avons pas trouvé d'huile essentielle efficace pour y répondre, ou alors qu'elles n'étaient pas suffisamment sûres d'emploi. Dans ce cas, l'abstention est évidemment de rigueur.

Ce préambule posé, quelques recommandations indispensables concernent l'usage des huiles essentielles pendant ces neuf mois si particuliers dans la vie d'une femme. Veuillez lire intégralement ces lignes avant toute utilisation de l'aromathérapie, quelle que soit l'huile essentielle ou la voie employée.

10 recommandations d'usage des huiles essentielles pendant la grossesse

L'aromathérapie peut « gérer » seule les incidents de parcours (ou accompagner un traitement allopathique, aider la femme enceinte à retrouver l'équilibre émotionnel (donc celui du fœtus), régler tout problème infectieux, circulatoire, inflammatoire, lié ou non à la grossesse.

Les huiles essentielles apportent un réconfort physique et moral. Pour ce faire, elles pénètrent à travers la peau et/ou les voies olfactives, gagnent le sang et le système nerveux de la mère, et atteignent l'enfant. Il n'y a pas lieu de s'en inquiéter. Les aliments et les médicaments autorisés pendant la grossesse atteignent aussi l'enfant. Il ne grandit pas dans une bulle stérile et séparée du monde, heureusement. Mais rester prudente et vigilante tout en visant l'efficacité est évidemment impératif. Le but des formules de cet ouvrage destiné au grand public, tant aux débutantes qu'aux usagers avertis d'aromathérapie, est de :

- *Remédier à un problème physique ponctuel.* Elles agissent sur la peau ou pénètrent dans le sang par voie orale, rectale (suppositoires), cutanée (applications), aérienne (diffusion, respiration). Elles diffusent dans tout le corps et agissent au niveau de divers organes.

- *Équilibrer l'affectif.* Le fœtus, en perpétuelle résonance avec sa mère, imprime pour la vie ses états émotionnels et ses « accidents » nerveux. Si maman se sent bien, Junior aussi. Les huiles essentielles pénètrent par la voie olfactive (lorsqu'on les respire). Elles atteignent le cerveau où elles déclenchent la sécrétion de neuromédiateurs, lesquels agissent à leur tour au niveau hormonal.

il y a des règles à respecter :

1. *Utilisez exclusivement les huiles essentielles indiquées dans ce livre.* Respectez les précautions d'usage. En cas de doute, reportez-vous à la liste d'huiles essentielles strictement interdites (en annexe, p. 253).

MENTIONS SPÉCIALES CONCERNANT CERTAINES HUILES ESSENTIELLES

Usage exceptionnel et sur un temps très court :
- Cannelles
- Origan compact

Usage exclusivement avant et après la grossesse et hors allaitement (pas pendant, sauf cas exceptionnel mentionné dans ce livre) :
- Menthe poivrée
- Niaouli
- Romarin à camphre
- Romarin à verbénone
- Sauge officinale
- Sauge sclarée

Usage exclusivement après l'accouchement :
- Fenouil doux

2. *D'une manière générale, n'utilisez pas d'huiles essentielles par voie orale* pendant toute la durée de la grossesse (surtout au 1er trimestre), sauf recommandations express d'un professionnel en aromathérapie. Ce peut être un pharmacien ou un médecin « spécial aroma », et, bien sûr, les conseils de ce livre. Donc, nous répétons : par mesure de sécurité, évitez la voie orale les trois premiers mois de grossesse (sauf exception type « nausées du 1er trimestre ») ; par la suite, vous passerez par cette voie uniquement lorsque c'est indispensable, et pour une période très courte. Dans ce livre, vous trouverez cette voie d'administration systématiquement proposée en dernier.

3. *Tenez compte des contre-indications* générales et spécifiques pendant tout ou partie de la grossesse : elles sont indiquées, répétées dix fois, cent fois dans cet ouvrage.

4. *En dehors des cas notifiés expressément au fil des pages,* n'appliquez pas d'huiles essentielles pures sur la peau. Diluez-les auparavant dans une huile végétale.

5. *Sauf exceptions indiquées clairement dans ce livre,* n'appliquez pas d'huiles essentielles sur la région abdominale et la poitrine durant les neuf mois.

6. *D'une manière générale, diluez votre ou vos huiles essentielles* dans de l'huile végétale (pour appliquer), du labrafil (pour boire), du miel, un sucre ou un comprimé neutre (pour laisser fondre en bouche), une base pour bain (pour le bain).

7. *Respectez les conseils donnés dans ce livre :* choix des huiles essentielles (ne les remplacez pas par une autre, sauf conseil très avisé d'un expert en aromathérapie), quantité, voies d'utilisation et durée du traitement. C'est impératif.

8. *Les traitements d'aromathérapie seront courts :* toujours entre 1 et 5 jours, sauf exception – cures de 10 ou 20 jours – là encore indiquées dans ce livre. De toute façon, les huiles essentielles agissent vite et bien, leur puissance permet justement un traitement court mais efficace.

9. *La voie vaginale est à emprunter sur conseil médical.* Pas d'ovules aux huiles essentielles antimycoses sans avis médical par exemple.

10. *Pour diffuser vos huiles essentielles,* utilisez de préférence un diffuseur électrique sonique. Choisissez des huiles essentielles qui ne présentent aucun risque sur le système nerveux comme la lavande, les agrumes, le ravintsara, l'eucalyptus radié, l'ylang-ylang... Ne diffusez jamais en continu 24 heures sur 24 mais par périodes de 15 minutes, 2 à 3 fois par jour.

À propos des plantes (et de leur interdiction pendant la grossesse)

Vous trouverez dans ce livre de nombreuses propositions de tisanes. Infusions thérapeutiques, elles sont bien évidemment à base de plantes sans danger pour la maman et son bébé. Comme pour les huiles essentielles, respectez les posologies, et ne les remplacez pas par d'autres plantes. En particulier les suivantes sont strictement interdites durant toute la grossesse car elles stimulent le muscle utérin : l'armoise, le séné et le grémil (action sur l'hypophyse). Mais d'autres restrictions doivent être observées, y compris dans vos préparations culinaires : évitez totalement le safran ainsi que la menthe *fraîche* (y compris en salade, infusion…). En revanche, vous pouvez très bien consommer des tisanes de menthe *séchée.*

NOTE SUR LA SAUGE OFFICINALE

Les feuilles *fraîches* et l'huile essentielle de cette plante contiennent des cétones, molécules qui dissolvent les graisses et sont très attirées par des structures fragiles comme la gaine de myéline (le « vêtement ») entourant les neurones. Le foie a pour rôle de retenir et d'éliminer les cétones, mais sa capacité se trouve *limitée à 10 à 15 jours* d'apports faibles et réguliers (principe de saturation) ou *immédiate* en cas d'intoxication massive. Par conséquent, lorsque le foie est « débordé », les infusions de sauge officinale fraîche ou, plus encore, l'usage d'huile essentielle de sauge officinale, peuvent conduire à l'altération des neurones et à des malformations définitives chez le nouveau-né. En revanche, les feuilles *sèches*, pauvres en huile essentielle et donc en cétones, prises en quantité limitée et au bon moment (1 pincée par jour les derniers jours de grossesse) apporteront 3 grands effets positifs :

1. tonique circulatoire,
2. tonique hépatique,
3. favorisent l'accouchement.

Notions élémentaires d'hygiène de vie pendant 9 mois

Que va-t-il se passer pendant les 9 mois à venir ? Beaucoup, beaucoup de choses pour vous, et bien sûr encore plus pour votre enfant. Pour une grossesse sereine et épanouie, respectez les recommandations de base concernant l'alimentation, l'alcool et le tabac.

Alcool : quand maman boit, bébé trinque

Zéro alcool pendant toute la durée de la grossesse. L'alcool empêche l'assimilation des vitamines B, du calcium, du fer, du zinc, du magnésium. Résultat : hypertension artérielle, mauvaise mobilité des globules rouges, baisse immunitaire. Sans parler de la surcharge de travail pour le foie, déjà bien sollicité. En plus, l'alcool traverse le placenta : le bébé le boit littéralement.

Assiette et apports nutritionnels

Consommez régulièrement :

- Algues : iode.
- Céréales complètes : vitamines B (toutes, surtout B6, B9), fer, magnésium, calcium.
- Chocolat : magnésium.
- Chou : vitamine C, calcium.
- Eaux minérales : magnésium, calcium.
- Fruits frais (surtout agrumes, fraise, kiwi, papaye) crus : vitamine C.
- Fruits secs : fer, magnésium, zinc, fibres, vitamines B.
- Huiles de colza et de noix : oméga 3.
- Huile d'olive : oméga 9.
- Légumes frais crus (tomate, poivron rouge, choux) : vitamine C.
- Légumes secs : vitamine B (surtout B6, B9), fer, magnésium, calcium, zinc, acides aminés.

- Légumes verts à feuilles sombres : vitamines B9, B6, fibres, zinc.
- Lentilles : vitamine B9, fer.
- Noix et oléagineux : vitamines B (dont B6, B9), fer, calcium.
- Œufs : zinc, acides aminés.
- Poisson : fer, zinc, vitamines B, acides aminés, vitamine D.
- Poissons gras riches en oméga 3 (DHA) : important pour le cerveau et l'œil du bébé.
- Produits laitiers (non allégés) : vitamines B, calcium, magnésium, vitamine D.
- Sardines entières (en boîte, avec arêtes, à l'huile d'olive) : calcium, oméga 3.
- Viande, foie de volaille : vitamines B (B9 et B6), zinc, magnésium, acides aminés.
- Viandes rouges : fer, vitamines B, acides aminés.

Café : oui, mais...

À cause de sa caféine, il est très diurétique : attention aux « fuites d'eau », voire à la déshydratation chez certaines grosses consommatrices. En outre, le café diminue l'absorption du calcium, du magnésium, du zinc, du fer. À limiter sérieusement, 1 tasse par jour maximum. Pourquoi ne pas essayer le thé, à la place ?

Pense-bête : quelques automatismes au quotidien

- *Surveillez votre consommation de sel ;* nombre d'entre nous en avalons trop. Attention particulièrement aux charcuteries, boîtes de conserve, plats préparés de toutes sortes (y compris les crudités emballées et proposées au rayon frais).
- *Évitez au maximum le stress* et les situations stressantes.
- *Mangez équilibré,* le plus naturel possible (préparez vos repas à la maison, limitez au strict minimum le recours aux plats tout prêts). Le bio, c'est aussi une bonne idée.
- *Dormez suffisamment.*
- *Fuyez les sources de pollution,* tant dehors (le pire endroit, c'est

votre voiture au beau milieu d'un bouchon sous un tunnel... préférez le train) que dedans (pièces mal aérées, parfums d'ambiance en tout genre...).

- *Sortez tous les jours,* sauf contre-indication médicale (grossesse alitée). En fournissant de grandes quantités de vitamine D, le soleil joue un rôle important pour votre immunité, votre santé, votre bien-être et celui de votre bébé. Exposez au moins votre visage et vos mains 20 minutes chaque jour – raisonnablement s'entend : attention au masque de grossesse !
- *Faites de l'exercice physique :* aquagym, marche, yoga, natation.
- *Pensez à la complémentation micronutritionnelle* adaptée, utile dans certains cas (fatigue, stress, déprime...). Au cours de la grossesse, le corps doit faire face à une déperdition accrue en vitamines et minéraux, par déficits nutritionnels et excrétion urinaire. Autrement dit, vous en éliminez plus et, parfois, vous en consommez insuffisamment, ce qui creuse l'écart entre les besoins et leur « couverture ». Avec, comme risque final et dans les cas extrêmes, une menace de malformation du fœtus.

Tabac : votre pire ennemi

Zéro tabac pendant toute la durée de la grossesse. Le tabac provoque des anomalies congénitales, des fausses couches, des accouchements prématurés. Il diminue l'apport en oxygène du bébé, ralentit sa croissance et induit des dommages sur l'ADN (que l'enfant gardera toute sa vie). En plus, la nicotine détruit la vitamine C.

1er trimestre : l'orage hormonal

Maman – Aucun doute, un spermatozoïde plus rapide, plus fort et plus malin que les autres a atteint son but : vous êtes enceinte. Durant les toutes premières semaines, vous pouvez ressentir une fatigue inhabituelle et avoir l'impression d'attendre vos règles en permanence : seins tendus, humeur délicate... En fait, les grandes manœuvres hormonales se mettent en place, avec une cascade de répercussions sur le corps et le psychisme.

Et moi ? – *Ce n'est pas parce que mon développement réclame 39 semaines, que je ne fais rien pendant tout ce temps ! Au contraire, dès les premières secondes, je m'active. À la fin du 1er trimestre, je suis déjà entièrement formé. Mes organes se sont développés à une vitesse inouïe, et je suce déjà mon pouce à la 13e semaine ! Et n'allez pas croire que je suis en vacances : il me reste deux trimestres pour affiner ma plastique (vous auriez peur si vous me voyiez maintenant), mettre en route les organes, développer mes sens, et... prendre du poids si je veux me faire remarquer. Tout cela réclame du temps, mais Paris ne s'est pas fait en un jour non plus.*

À propos de votre assiette

La santé du futur bébé dépend de celle de sa maman, laquelle santé découle de son assiette. Il n'est pas question de manger pour deux, et encore moins comme deux : le but est de manger deux fois mieux. Parmi les impératifs prévus par la nature figure la prise de poids. Elle est aussi redoutée que parfaitement normale, à condition de rester dans certaines limites. 12 kg sur 9 mois, c'est une moyenne correcte. 8 kg, c'est vraiment le minimum, et 16 kg représentent le seuil maximum à ne pas dépasser. Ces 9 mois ressemblent à un véritable marathon pour la maman, et il n'est pas question de partir dans cette aventure sans réserves. Ce n'est pas parce que dans les premières semaines vous semblerez miraculeusement épargnée par ces « kilos grossesse » que vous y échapperez totalement. Votre bébé ne se construit pas à partir de rien. Il a besoin d'infrastructure : service de fret et de sécurité, amortisseurs et véritables nappes phréatiques rien que pour lui ! Ainsi, le poids que vous prenez (et perdrez ensuite) se répartit en croissance du fœtus (3 kg), eau (rétention de 2 kg), réserves de graisses en vue de l'allaitement (2 kg), sang (1,5 kg), seins et paroi utérine (1,5 kg), liquide amniotique (1,5 kg), placenta (1,5 kg).

Le 1er trimestre est peut-être le plus important d'un point de vue nutritionnel. C'est maintenant que les organes se forment, que le cerveau, les membres, muscles et os se mettent en place. La maman a fort à faire, entre la fabrication du bébé et la consolidation de son environnement ! Les besoins en fer et en vitamine B9 sont multipliés, mais heureusement le corps s'adapte et assimile mieux ces nutriments. Le fer permettra au sang de bien acheminer l'oxygène au placenta et donc au bébé, tandis que la B9 est essentielle à son développement nerveux. Et ce n'est vraiment pas le moment de se lancer dans un régime sans protéines : ces dernières sont les chevilles ouvrières de toute cette phase.

Principes et quantités adaptées à ces 3 mois

Chaque jour, vous devez consommer :

Famille d'aliments	Quantités	Les meilleures sources
Céréales complètes	1 à 2 à chaque repas	Pain complet (ou aux céréales), farine/pâtes/riz complets, quinoa, avoine.
Légumes et fruits frais	3 légumes et 2 fruits (ou l'inverse)	Tous du moment qu'ils sont nature et, si possible, très colorés (les pigments sont protecteurs). Pensez aux choux, riches en calcium.
Poisson ou légumes secs ou viande maigre	1 au déjeuner et 1 au dîner	Saumon, sardine, maquereau, cabillaud, ou lentilles, soja, haricots secs, pois cassés, veau, volaille.
Légumes à feuilles vertes et autres sources de vitamine B9	1 au déjeuner et 1 au dîner	Salade verte (feuilles vert foncé), épinards, jaune d'œuf, noisettes, noix, avocat.

→

Famille d'aliments	Quantités	Les meilleures sources
Eau minérale très minéralisée	1,5 l	Contrex, Hépar, Courmayeur.
Alternez avec une eau peu minéralisée	1,5 l	Rosée de la Reine.

Votre 1er trimestre et l'aromathérapie d'un seul coup d'œil

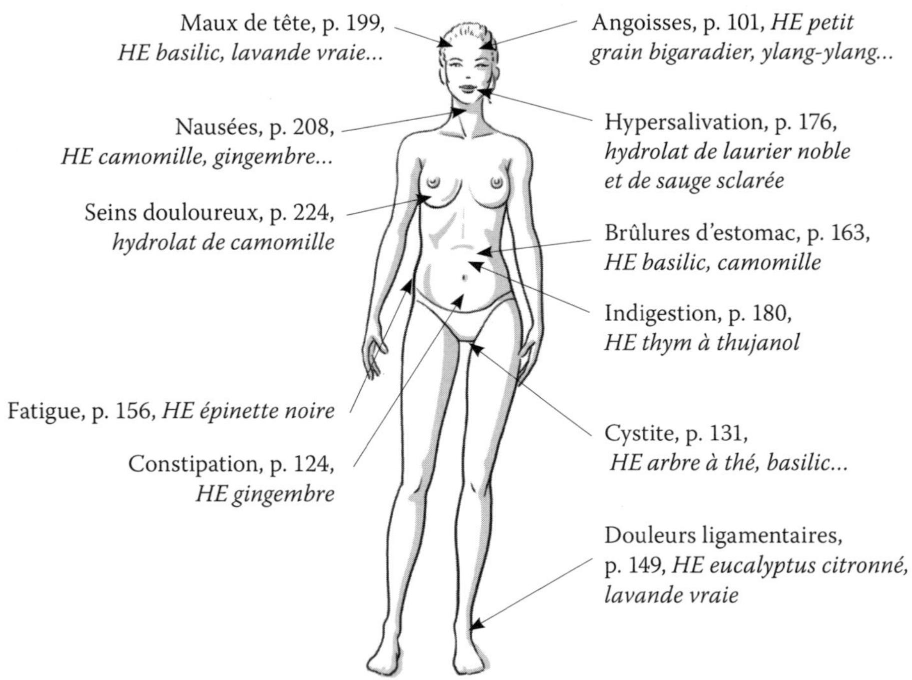

2e trimestre : le plus facile… vous sentez votre bébé bouger !

MAMAN – Vous commencez sérieusement à « prendre de l'ampleur ». Environ 500 g par semaine. En fait, tout devient plus grand : le volume sanguin, les réserves pour l'allaitement, les seins… Vous avez atteint votre vitesse de croisière, acquis vos repères. Vos nausées ont peut-être été remplacées par quelques petits désagréments, auxquels vous pouvez remédier relativement aisément en leur opposant une hygiène de vie irréprochable. Et le moral ? Ça va très bien merci. Rien à signaler, si ce n'est que vous commencez à sentir le bébé bouger, quel bonheur !

ET MOI ? – *Je quitte ma taille de crevette pour me transformer en vrai petit ange. Je grandis, deviens plus fort, plus beau et plus intelligent : entre 50 000 et 100 000 nouvelles cellules du cerveau par minute ! Je remue dans mon habitacle douillet et certains de mes organes commencent à fonctionner ; je peux même saisir avec mes mains. Quoi ? Pas grand-chose pour l'instant ! Je reconnais les sons, les voix, j'apprécie la musique (la musique, pas le bruit…). Mais lorsque je veux me reposer, ne vous en faites pas, vous ne me dérangez pas : je dors comme un bébé !*

À propos de votre assiette

La bonne nouvelle, c'est que l'utérus sort « en avant », et libère votre vessie, jusque-là peut-être un peu gênée. La mauvaise, c'est que la constipation et les brûlures d'estomac sont probables. Et pensez que vous digérez plus lentement, donc adaptez votre alimentation en conséquence. Mais ce n'est pas le moment de flancher côté protéines, parce que la « fabrication » du bébé bat son plein. Il grandit, grossit, et le matériel de base pour former son petit corps est plus que jamais directement puisé dans votre assiette. Vous vous rendez compte qu'à partir de la 17e semaine, il peut même froncer les sourcils ? Ne le mécontentez pas en relâchant votre vigilance nutritionnelle !

Principes et quantités adaptées à ces 3 mois

Chaque jour, vous devez consommer :

Famille d'aliments	Quantités	Les meilleures sources
Céréales complètes	2 à chaque repas	Pain complet (ou aux céréales), farine/pâtes/riz complets, quinoa, avoine.
Légumes et fruits frais	5 (dont 2 ou 3 fruits)	Tous du moment qu'ils sont nature et si possible de saison. Forcez sur ceux riches en vitamine C.
Poisson ou légumes secs ou viande maigre	1 à chaque repas	Comme au trimestre précédent, mais ajoutez une tranche de jambon au petit déjeuner, ou du fromage de chèvre, ou un œuf…
Aliments riches en calcium	1 à chaque repas ou 2 en tout + une bouteille d'eau	1,5 l d'eau minérale de type Contrex, Hépar, Courmayeur, couvre une bonne partie de vos besoins.

Votre 2e trimestre et l'aromathérapie d'un seul coup d'œil

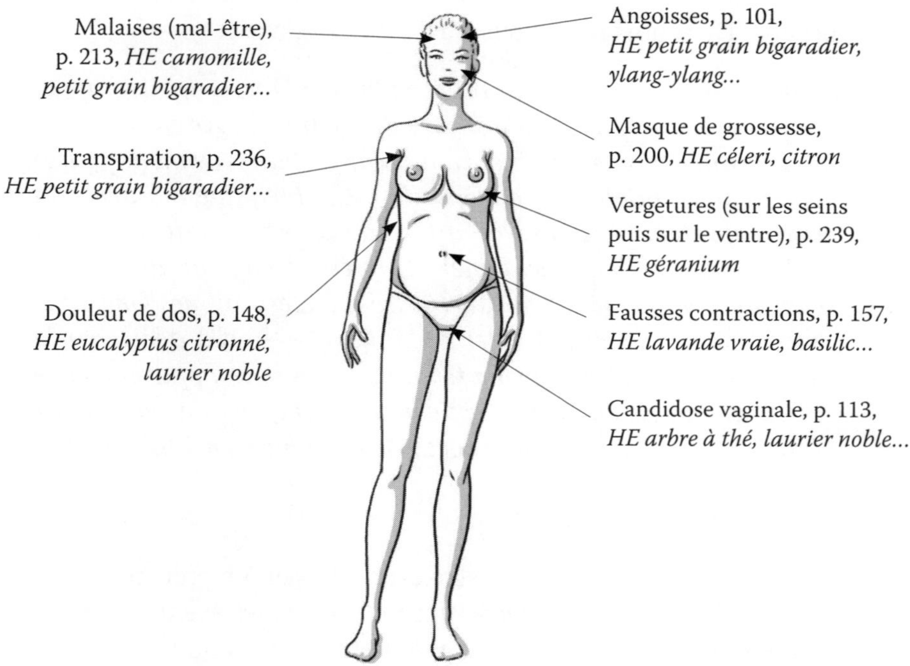

3e trimestre : les bonnes pratiques de fabrication de votre bébé

Maman – Durant ces trois derniers mois, il est essentiel de vous reposer et de concevoir vos menus de façon optimale. Vous prenez encore du volume et du poids, et commencez à compter le temps qui vous sépare du jour J. En fait, vous n'êtes plus très à l'aise dans votre enveloppe corporelle, squattée par un locataire charmant mais un peu encombrant. Pour alimenter ce petit être, votre cœur travaille sans relâche, et le moindre effort vous essouffle un peu. Vous êtes fatiguée, non seulement pour ces raisons physiques, mais aussi parce que votre sommeil est perturbé. Douleurs de dos, crampes, gêne due à la taille de l'utérus, besoins fréquents d'uriner : tous ces désagréments se liguent pour vous mettre à plat. C'est la dernière ligne droite, cela vaut le coup de patienter encore un peu. De toute façon, vous n'avez guère le choix !

Et moi ? – *C'est moi le locataire encombrant ? D'accord, j'ai compris. On ne me le dira pas deux fois. Je me prépare à la grande évasion. Je signale mon projet imminent à maman en lui envoyant de petites contractions indolores, pour qu'elle sache bien que ma décision est irrévocable. Et comme on dit, « toute sortie est définitive » ! Ce logement devient décidément trop étroit pour un aventurier intrépide comme moi. Je me tortille tout en testant mes fonctions. Yeux ? Actifs. Sucer et avaler ? Ça marche. Prêt à découvrir le monde, je pivote et tourne ma tête vers le bas pour appuyer contre le col ramolli de l'utérus. C'est comme de taper à la porte pour entrer, sauf que là, c'est pour sortir. Je n'ai plus rien à faire ici !*

À propos de votre assiette

Le triple objectif de ce trimestre est de mener à bien le terme de la grossesse, de se préparer à l'accouchement (et éventuellement à l'allaitement), de fournir les meilleures armes pour affûter le cerveau de bébé. La grande majorité de ce que vous consommez pour lui file directement dans cet organe goulu, qui se développe à la vitesse grand V : 100 000 nouveaux neurones chaque minute !

Principes et quantités adaptées à ces 3 mois

Chaque jour vous devez consommer :

Famille d'aliments	Quantités	Les meilleures sources
Céréales complètes	2 différentes à chaque repas	Pain complet (ou aux céréales), farine/pâtes/riz complets, quinoa, avoine.
Légumes et fruits frais	2 légumes à chaque repas principal et 3 ou 4 fruits par jour	Tous du moment qu'ils sont « nature » et frais. Forcer sur ceux riches en vitamine C.
Aliments sources d'oméga 3	Un peu d'huile de colza chaque jour, 2 à 3 poissons gras par semaine	Saumon, maquereau, sardines, huiles de colza, de noix…
Poisson ou légumes secs ou viande maigre	1 à chaque repas	Comme au trimestre précédent.
Aliments riches en calcium	1 à chaque repas, ou 2 en tout + 1 bouteille d'eau	Comme au trimestre précédent.

Votre 3e trimestre et l'aromathérapie d'un seul coup d'œil

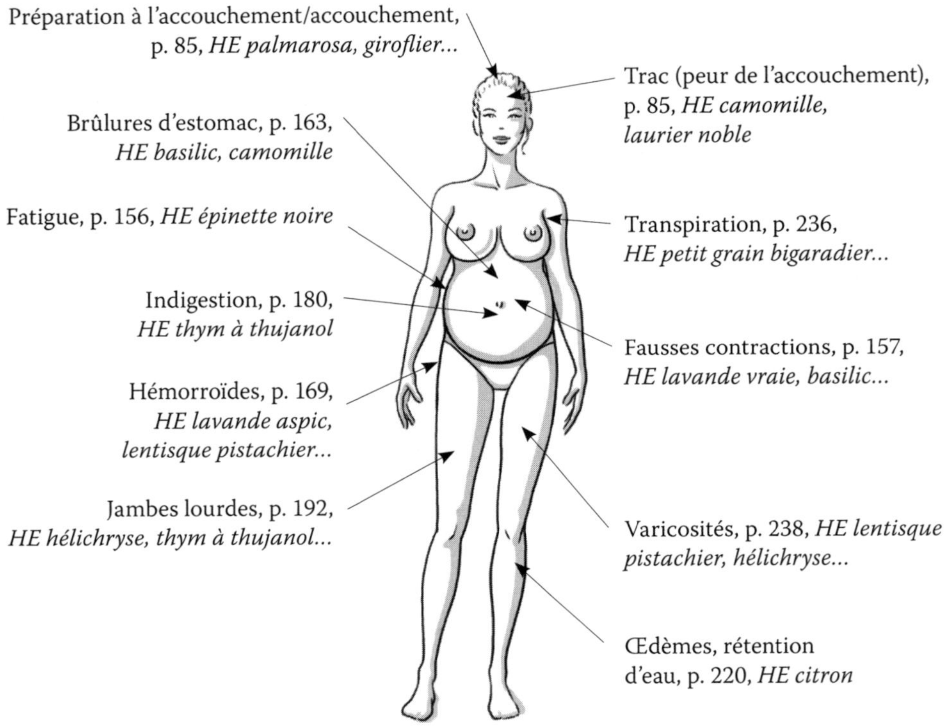

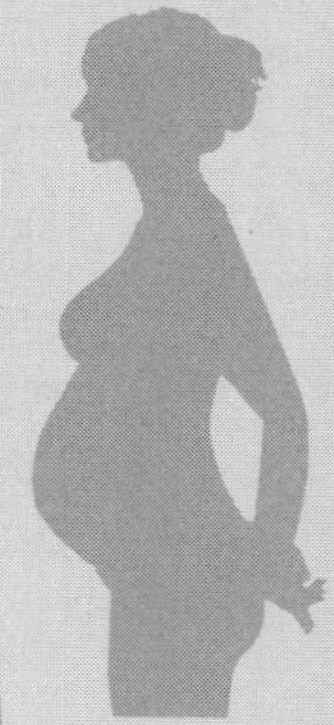

MES 25 HUILES ESSENTIELLES
INDISPENSABLES PENDANT LA GROSSESSE

Toutes les huiles essentielles ne sont pas interdites pendant la grossesse, loin s'en faut ! Si quelques-unes sont à proscrire absolument, beaucoup d'autres sont écartées, par principe de précaution. Celles conseillées dans ce livre, totalement dénuées de toxicité et donc de danger si utilisées comme précisé, tant pour la maman que pour son futur bébé, accompagnent la grossesse au quotidien. Utilisez-les aussi bien pour les petits maux typiques de la femme enceinte (déprime, jambes lourdes, hémorroïdes, problèmes de gencives, haute tension artérielle, diabète gestationnel… dans ces deux derniers cas éventuellement en complément de votre traitement médical) que pour prévenir les maladies (épidémies de grippe ou d'autres virus), ou encore pour vous soigner efficacement (bronchite, gastro-entérite…).

Sécurité et efficacité

Certaines huiles essentielles peuvent être employées tout au long de la grossesse, d'autres seulement à partir du 4e mois. Certaines peuvent même être avalées (en général là encore à partir du 2e trimestre), d'autres non. Tout dépend de leur composition et de leurs principes actifs majoritaires. Pour éviter tout risque, et dans l'optique d'une sécurité maximale, vous trouverez pour chaque huile essentielle un petit tableau « récapitulatif » de ce que vous pouvez faire et ne pas faire, pendant les 9 mois qui nous préoccupent (et pendant l'allaitement). Respectez impérativement ces recommandations et mises en garde, ainsi que les posologies du livre, votre grossesse sera plus sereine et plus agréable.

Parmi les 25 huiles essentielles listées ci-après, deux font « exception » : celles de cannelle et d'origan. Anti-infectieuses extrêmement puissantes, elles sont réservées à des cas aigus et ne peuvent pas être utilisées aussi facilement que les autres. Il est préférable de se référer à un spécialiste en aromathérapie – médecin ou pharmacien – pour les employer. Toutes les autres ne posent aucun problème en automédication simple, dans le cadre et les restrictions détaillés à chaque page.

REMARQUE

Les alcools des huiles essentielles n'ont strictement aucun rapport avec l'alcool éthylique (éthanol) ou alcool « alimentaire », tel que celui présent dans le vin, le cidre, la bière ou l'eau-de-vie. Pas d'inquiétude !

Informations « budget »

Il est d'usage de dire que les huiles essentielles coûtent cher. Ce n'est pas forcément vrai : certaines d'entre elles, rares, sont effectivement onéreuses (mais parfois indispensables). Cependant, la plupart restent abordables, voire très bon marché. Et je ne parle pas de leur rapport service rendu/prix qui, lui, est tout simplement imbattable. N'oubliez pas que si la taille du flacon vous paraît petite par rapport à son prix, bien souvent vous n'en utiliserez que quelques gouttes par jour, et le flacon vous « fera » toute votre grossesse voire bien au-delà. Par ailleurs, j'ai bien conscience que les préparations commandées en pharmacie ne sont pas toujours bon marché, pour diverses raisons. Dans ce livre, j'ai donc insisté sur l'utilisation d'huiles essentielles unitaires (à utiliser seules), ou de mélanges très simples à faire soi-même. Soyez très rigoureuse s'il vous plaît dans le comptage des gouttes et, sauf sur conseil d'un spécialiste avéré, ne remplacez **jamais** une huile essentielle par une autre ne figurant pas dans ce livre.

Une dernière remarque

Lorsque dans les petits tableaux il est indiqué, par exemple, « à respirer = non », cela ne signifie pas que l'huile essentielle en question ne se respire pas une fois pour toutes, mais simplement que durant la grossesse, il n'y a pas d'indication à proposer par voie olfactive pour cette huile essentielle.

Pour bien se comprendre

🌢 HE : huile essentielle
🌢 HV : huile végétale
💧 HA : hydrolat
◊ EL : extrait lipidique
☆☆☆ : HE de sécurité maximale, aucun danger, aucun risque
☆ : HE de bonne sécurité, mais lisez **attentivement** nos mises en garde
QSP : quantité suffisante pour
1 ml d'HE = 20 gouttes
5 ml d'HE = 1 cuillère à café

HV D'ARNICA ET DE MILLEPERTUIS

L'arnica, le calendula et le millepertuis sont vendus comme des « huiles végétales » pour simplifier. En réalité, ce ne sont pas réellement des huiles végétales puisqu'elles ne sont pas obtenues par expression d'une amande ou d'une graine, mais par macération de la plante dans une huile végétale.

LES HYDROLATS

Les hydrolats de plantes sont des eaux florales résultant de la distillation. Ils sont très peu chargés en molécules aromatiques et n'ont donc aucune toxicité : on peut les prendre par voie orale.

LES EPS (EXTRAITS DE PLANTES FRAÎCHES STANDARDISÉS)

Les EPS sont des formes très concentrées de plantes, présentées en solution buvable, en petit flacon le plus souvent. Ils sont obtenus selon certains procédés bien précis, impossibles à réaliser soi-même à la maison. C'est une forme de phytothérapie extrêmement active, car elle permet de profiter de la totalité des bienfaits de la plante, contrairement à la tisane qui ne propose que les principes actifs solubles dans l'eau. Les EPS, plus puissants que les tisanes mais au goût moins flatteur, sont irremplaçables pour traiter certaines maladies. Vous les rencontrerez ici ou là, lorsque la situation l'exige. Commandez-les dans toute bonne pharmacie. Si, à la place des EPS, le pharmacien vous propose des SIPF (Suspension intégrale de plantes fraîches), prenez. Mais rien d'autre.

LE LABRAFIL

Émulsifiant qui permet de solubiliser les HE dans l'eau pour usage interne comme externe.

ARBRE À THÉ (TEA TREE) *Melaleuca alternifolia*

L'antimycose (toutes localisations)

Mode d'emploi	Mon avis
Sécurité	☆☆☆
Utilisable pendant le premier trimestre ?	Oui (mais **pas** par voie orale)
Utilisable pendant l'allaitement ?	Oui
Efficace en unitaire (sans la mélanger et sans commander de préparation au pharmacien) ?	Oui
À appliquer sur la peau ?	Oui
À avaler ?	Oui (à partir du 4e mois)
À respirer ?	Non
À diffuser ?	Non
À utiliser dans le bain ?	Oui

- Partie de la plante utilisée : Feuilles
- Famille : Myrtacées

Principes actifs majeurs

- Alcool terpénique 45 % : terpinène-1-ol 4 (activité antibactérienne, antivirale, antifongique).
- Terpènes (antiseptiques respiratoires).

Mises en garde pour les femmes enceintes

- Utilisation par voie cutanée : diluée à 50 % dans de l'huile végétale de calendula.
- Cette huile essentielle ne doit pas être employée par voie orale avant le 4e mois de grossesse.

Propriétés thérapeutiques

- Antifongique +++, contre le *Candida albicans* (mycoses)
- Antibactérienne +++ puissante et à large spectre
- Antivirale +++
- Antiparasitaire +++

Indications

- Infections urinaires et gynécologiques +++ : cystite, vaginite, candidose vaginale (mycose)
- Affections bucco-dentaires +++ : aphtes, stomatite, gingivite, candidose buccale
- Affections dermatologiques +++ : mycose de la peau et des ongles, parasitose, acné, herpès, abcès, blessure légère, bouton, furoncle
- Infections respiratoires +++ : toux, bronchite, rhume
- Infections virales, bactériennes : tout type, notamment ORL
- Parasitoses cutanées et intestinales

Recommandations d'utilisation

À appliquer

- *Mycose cutanée, parasitose cutanée, affection buccale.* En dilution à 50 % (5 ml d'HE d'arbre à thé dans 5 ml d'HV de calendula). Appliquez 3 gouttes du mélange, 3 fois par jour, pendant 5 à 6 jours sur la peau ou la muqueuse.

Ou

- *Bouton.* Pure, sur une toute petite surface. Posez 1 goutte par jour, matin et soir, jusqu'à disparition du bouton.

À avaler (exclusivement à partir du 4e mois de grossesse)

- *Mycose vaginale, infection respiratoire.* 2 gouttes dans de l'huile d'olive, avalez 3 fois par jour, pendant 5 à 6 jours. Pour les infections respiratoires, commencez par des applications locales (sur les bronches, le dos, le nez, les oreilles…), et seulement si nécessaire, associez la voie orale.

Basilic français *Ocimum basilicum*
L'antispasmodique

Mode d'emploi	Mon avis
Sécurité	☆
Mise en garde	Toxique pour le foie à forte dose
Utilisable pendant le premier trimestre ?	Non
Utilisable pendant l'allaitement ?	Éviter
Efficace en unitaire (sans la mélanger et sans commander de préparation au pharmacien) ?	Oui
À appliquer sur la peau ?	Oui (diluée)
À avaler ?	Oui (à partir du 4e mois, à petite dose et ponctuellement)
À respirer ?	Non
À diffuser ?	Non
À utiliser dans le bain ?	Non

- Partie de la plante utilisée : Sommités fleuries
- Famille : Lamiacées

Principes actifs

- Alcools : linalol, géraniol 1-8 cinéole.

Mises en garde pour les femmes enceintes

- Cette huile essentielle est dermocaustique (agressive pour la peau). Diluez-la impérativement au 1/5e pour toute application cutanée.
- Par voie orale (seulement à partir du 4e mois), 2 à 3 prises par jour, maximum, et sur un temps très court : 1 jour ou 2.

- Pas d'emploi prolongé, même par voie cutanée.
- Vous pouvez éventuellement utiliser, dans les mêmes conditions, l'huile essentielle d'estragon.
- Ce basilic qui nous vient de France ne présente pas les risques éventuels du Basilic exotique, car il ne contient pas de méthylchavicol.

Propriétés thérapeutiques

- Antispasmodique +++
- Antidouleur ++
- Tonique digestive, hépatobiliaire

Indications

- Crampes et contractures musculaires +++
- Spasmes en toutes localisations et quelle que soit la manifestation : hoquet (spasme du diaphragme), asthme (spasme des bronches), spasmes urinaires douloureux (cystite), spasmes intestinaux (gastro-entérite) +++
- Arthrite, tendinite +++
- Mal de tête, ++++, migraine, acouphènes (bourdonnements d'oreille)
- Spasmophilie +++, anxiété, insomnie, angoisse, dépression
- Nausées, aérophagie, spasmes digestifs +++, coliques, colites, maladie de Crohn, troubles digestifs ++++ (nausées, vomissements, mal des transports…)
- Contractions utérines intempestives +++

Recommandations d'utilisation

À appliquer

En dilution à 50 % (5 ml de basilic dans 5 ml d'HV de noisette) :

- *Spasmes gynéco et urinaires.* Appliquez 3 à 4 gouttes du mélange sur le bas-ventre, 3 fois par jour, pendant 5 à 6 jours.
- *Acouphènes.* Appliquez 2 gouttes du mélange en massage autour de l'oreille, 2 fois par jour pendant 5 jours.

- *Nervosisme, spasmophilie, excitation.* Appliquez 3 gouttes du mélange sur le plexus solaire et sur les poignets, 2 fois par jour pendant 10 jours.

À avaler (exclusivement à partir du 4e mois de grossesse)

- *Hoquet persévérant, spasmes très douloureux.* 2 gouttes dans de l'huile d'olive à table, ou sur ½ cuillère à café de miel à laisser fondre sous la langue.
- *Gaz, nervosisme, spasmophilie.* 1 goutte après chaque repas, sur un comprimé neutre ou de la mie de pain, pendant 4 à 6 jours.

CAMOMILLE NOBLE *Chamaemelum nobile*

La reine antistress

Mode d'emploi	Mon avis
Sécurité	☆☆☆
Utilisable pendant le premier trimestre ?	Oui (mais **pas** par voie orale)
Efficace en unitaire (sans la mélanger et sans commander de préparation au pharmacien) ?	Oui
À appliquer sur la peau ?	Oui
À avaler ?	Oui, à partir du 4e mois
À respirer ?	Oui
À diffuser ?	Non
À utiliser dans le bain ?	Oui

- Partie de la plante utilisée : Fleur
- Famille : Astéracées

Principes actifs

- Esters 80 % : angélate d'isobutyl et autres (sédatifs nerveux, antispasmodiques, anti-inflammatoires).
- Cétone 10 % : pinocarvone (non agressive).

Mises en garde pour les femmes enceintes

- Innocuité quasi parfaite.
- Très bonne tolérance cutanée.
- Cette huile essentielle ne doit pas être utilisée par voie orale pendant les 3 premiers mois de grossesse.

Propriétés thérapeutiques

- Calmante, relaxante, apaisante, sédative +++
- Antispasmodique +++
- Antidouleur +++
- Antidépressive
- Antioxyures (vers intestinaux)
- Calme les rougeurs de la peau, les démangeaisons, cicatrisante, apaisante cutanée, anti-inflammatoire

Indications

- Troubles nerveux (dystonies nerveuses), stress, anxiété, angoisse +++ pouvant se traduire par des spasmes douloureux. Huile essentielle de la relaxation générale
- Choc nerveux +++
- Insomnie +++
- Problèmes digestifs : aérophagie, colite +++, coliques néphrétiques et hépatiques, nausées, RGO (reflux gastro-œsophagien), spasmes digestifs, vomissements
- Problèmes cutanés : eczéma, psoriasis +++, peau sensible, enflammée, démangeaisons, urticaire
- Douleurs
- Allergie respiratoire, asthme nerveux, dyspnée (difficulté respiratoire)

Recommandations d'utilisation

À appliquer

En dilution au 1/5e (2 ml d'HE de camomille dans 8 ml d'HV de noisette) :

- *Spasmes gynécologiques.* Appliquez 5 gouttes du mélange sur le bas-ventre, 3 fois par jour, pendant 1 à 3 jours.
- *Asthme nerveux.* Appliquez 3 gouttes du mélange sur le thorax et le plexus solaire, 2 à 4 fois par jour, pendant 1 ou 2 jours.
- *Coliques intestinales.* Appliquez 1 goutte du mélange sur le ventre, 3 fois par jour, pendant 1 ou 2 jours.
- *Crainte de l'accouchement.* Appliquez 5 gouttes du mélange sur le bas du dos, 2 fois par jour, pendant les 8 jours qui précèdent l'accouchement.

En dilution au 1/10e (1 ml d'HE de camomille dans 9 ml d'HV de calendula) :

- *Démangeaisons.* Appliquez 5 à 10 gouttes du mélange sur les zones qui démangent, 2 à 3 fois par jour, pendant 2 à 3 jours.

À respirer

- *Préparation à l'accouchement, insomnie, choc nerveux.* Appliquez 2 gouttes pures sur la face interne des poignets et respirez profondément, 3 fois par jour, pendant 8 jours. Et/ou respirez à même le flacon ouvert lorsque le besoin s'en fait ressentir.

À avaler (exclusivement à partir du 4e mois de grossesse)

- *Envie de grignoter, palpitations.* En dilution au 1/10e dans de l'huile d'olive (1 goutte d'HE de camomille pour 9 gouttes d'huile d'olive) : 4 gouttes du mélange sous la langue, 2 à 3 fois par jour, pendant 3 à 4 jours.

CANNELLE DE CEYLAN *Cinnamomum verum*
L'anti-infectieuse super-puissante

Mode d'emploi	Mon avis
Sécurité	☆
Mise en garde	Allergies fréquentes, fortement dermocaustique
Utilisable pendant le premier trimestre ?	Non
Utilisable pendant l'allaitement ?	Avec accord médical, si infection aiguë
Efficace en unitaire (sans la mélanger et sans commander de préparation au pharmacien) ?	Oui
À appliquer sur la peau ?	Non
À avaler ?	Oui (seulement si nécessaire et sur temps court à partir du 4e mois)
À respirer ?	Non
À diffuser ?	Non
À utiliser dans le bain ?	Non

- Partie de la plante utilisée : Écorce
- Famille : Lauracées

Principes actifs

- Aldéhyde cinnamique 75 % (antibactérien ++++, antiviral +++, antifongique +++, antiparasitaire +++).

Mises en garde pour les femmes enceintes

- Cette huile essentielle s'utilise exclusivement en cas de problème infectieux aigu, et avec l'accord d'un spécialiste en aromathérapie (médecin ou pharmacien).
- L'huile essentielle de cannelle est caustique pour la peau : ne l'utilisez pas par voie cutanée.
- Employez-la exclusivement par voie orale, à partir du 4e mois de grossesse, diluée dans de l'huile d'olive, du miel, sur un comprimé neutre ou sur un sucre.
- En cures de 5 à 10 jours maximum.

Propriétés thérapeutiques

- Anti-infectieuse ++++ puissante et à large spectre
- Antifongique ++++
- Antivirale ++++
- Antiseptique ++++
- Tonique, stimulante générale

Indications

- Toutes formes de surinfection +++
- Infections du système digestif, des voies urinaires : cystite bactérienne +++, colibacillose +++
- Infection et fièvre tropicale, turista +++

Recommandations d'utilisation

À avaler (exclusivement à partir du 4e mois de grossesse)

- *En cas d'extrême nécessité : infection urinaire ou intestinale importante.* 2 gouttes posées sur un support neutre, 3 fois par jour, pendant 5 jours voire un peu plus si le spécialiste le confirme.
- *Chez l'homme.* Pour info, l'huile essentielle de cannelle est utilisée en cas d'impuissance.

CÉLERI *Apium graveolens*

Bas les masques de grossesse !

Mode d'emploi	Mon avis
Sécurité	☆ dans ce livre. (En discussion pour d'autres indications et d'autres voies d'utilisation)
Mise en garde	Photosensibilisante
Utilisable pendant le premier trimestre ?	Non
Utilisable pendant l'allaitement ?	Non
Efficace en unitaire (sans la mélanger et sans commander de préparation au pharmacien) ?	Oui
À appliquer sur la peau ?	Oui, diluée, le soir uniquement
À avaler ?	Non
À respirer ?	Non
À diffuser ?	Non
À utiliser dans le bain ?	Non

- Partie de la plante utilisée : Graines
- Famille : Apiacées

Principes actifs

- Terpènes 50 à 80 % : limonène.
- Phtalides 10 % : dihydroligustilide (éclaircissement des taches pigmentaires sur la peau).

Mise en garde pour les femmes enceintes

- Par mesure de sécurité, on ne l'utilisera que dans le but de traiter les taches du visage par voie cutanée et après dilution.

Propriétés thérapeutiques

- Antipigmentaire +++

Indications

- Taches pigmentaires (sur la peau, notamment le visage), masque de grossesse ++

Recommandations d'utilisation

À appliquer

- *Taches sur la peau.* Mélangez 5 gouttes d'HE de céleri dans 1 cuillère à café d'HV de rose musquée. Appliquez sur le visage le soir après la toilette et sous la crème de nuit. Suspendez l'application lorsque les taches ont disparu (pas d'utilisation en prévention de leur réapparition).

ATTENTION !

Évitez toute exposition au soleil dans les 4 heures qui suivent l'application.

CITRON (ESSENCE DE CITRONNIER) *Citrus limonum*

Plus fort que les nausées

Mode d'emploi	Mon avis
Sécurité	☆
Mise en garde	Très photosensibilisante et dermocaustique
Utilisable pendant le premier trimestre ?	Oui
Utilisable pendant l'allaitement ?	Oui
Efficace en unitaire (sans la mélanger et sans commander de préparation au pharmacien) ?	Oui
À appliquer sur la peau ?	Non
À avaler ?	Oui
À respirer ?	Oui
À diffuser ?	Oui
À utiliser dans le bain ?	Oui

- Partie de la plante utilisée : Zeste
- Famille : Rutacées

Principes actifs

- Monoterpènes 80 % : limonène (antiseptiques).
- Coumarines (photosensibilité).

Mises en garde pour les femmes enceintes

- Cette essence est photosensibilisante : elle fait des taches sur la peau en cas d'exposition solaire juste après application ou ingestion. En été et au printemps, ne vous exposez pas dans les 4 heures qui suivent l'utilisation.
- Elle est aussi dermocaustique : évitez l'application cutanée.

- Remarquablement bien tolérée, on peut l'utiliser pendant toute la durée de la grossesse (en respectant les posologies indiquées dans ce livre). Elle n'est jamais déconseillée, y compris pendant le 1er trimestre.

Propriétés thérapeutiques

- Anti-infectieuse, antivirale, antibactérienne, antiseptique +++
- Tonique digestive +
- Vitamine P mimétique (augmente la résistance des vaisseaux sanguins)
- Fluidifiante sanguine
- Dépurative

Indications

- Maladies épidémiques saisonnières +++
- Troubles digestifs, fatigue digestive, hépatite, pancréatite +++, nausées
- Troubles circulatoires : phlébite, hémorroïdes, stase veineuse

Recommandations d'utilisation

À diffuser

- *Période d'épidémie.* Diffuser 15 minutes, 2 fois par jour.

À avaler

- *Nausées.* 2 gouttes sous la langue pour faire passer la nausée, plusieurs fois par jour si nécessaire.
- *Soulager le foie.* 2 gouttes sous la langue, 2 fois par jour, pendant 10 jours.

CITRONNELLE *Cymbopogon nardus* et autres

Le cauchemar des moustiques

Mode d'emploi	Mon avis
Sécurité	☆☆☆
Utilisable pendant le premier trimestre ?	Oui
Utilisable pendant l'allaitement ?	Oui
Efficace en unitaire (sans la mélanger et sans commander de préparation au pharmacien) ?	Oui
À appliquer sur la peau ?	Oui
À avaler ?	Non
À respirer ?	Non
À diffuser ?	Oui
À utiliser dans le bain ?	Non

- Partie de la plante utilisée : Partie aérienne
- Famille : Poacées

Principes actifs

- Alcools 35 % : géraniol + citronellol (antibactériens).
- Aldéhydes 15 % : citronellal + géranial (répulsifs antimoustiques).
- Esters (antispasmodiques).

Mise en garde pour les femmes enceintes

- N'en mettez que quelques gouttes sur les poignets et les chevilles le soir, en période « à risques ».

Propriétés thérapeutiques

- Anti-infectieuse, antibactérienne, antiseptique aérienne +++
- Antispasmodique +++
- Insectifuge (antimoustiques ++)
- Anti-inflammatoire ++

Indications

- Éloignement des moustiques +++
- Douleurs pelviennes +++
- Colite spasmodique ++
- Entérocolite infectieuse

Recommandations d'utilisation

À appliquer

- *Inflammation.* En dilution à 10 % (1 ml d'HE de citronnelle dans 9 ml d'HV de noisette). Appliquez quelques gouttes sur l'endroit enflammé en faisant pénétrer, 2 à 3 fois dans la journée, pendant quelques jours si nécessaire.

À diffuser

- *Antimoustiques.* Diffusez pendant les heures d'exposition aux moustiques et/ou déposez quelques gouttes sur l'oreiller pour dormir tranquille.

ÉPINETTE NOIRE *Picea mariana*

Le plein d'énergie, s'il vous plaît !

Mode d'emploi	Mon avis
Sécurité	☆
Mise en garde	Emploi très ponctuel et local
Utilisable pendant le premier trimestre ?	Non
Utilisable pendant l'allaitement ?	Oui
Efficace en unitaire (sans la mélanger et sans commander de préparation au pharmacien) ?	Oui
À appliquer sur la peau ?	Oui, diluée
À avaler ?	Non
À respirer ?	Oui
À diffuser ?	Oui
À utiliser dans le bain ?	Oui

- Partie de la plante utilisée : Aiguilles
- Famille : Abiétacées

Principes actifs

- Esters 35 % : acétate de bornyle (antispasmodiques).
- Terpènes 50 % : antiseptiques aériens, « cortisone-like » (agit comme notre cortisone).

Mises en garde pour les femmes enceintes

- L'huile essentielle d'épinette noire peut irriter la peau. Diluez-la à 20 % dans une huile végétale avant application.
- Cette huile essentielle ne doit pas être utilisée avant le 4e mois de grossesse.

Propriétés thérapeutiques

- « Cortisone-like » : anti-inflammatoire, tonique générale, « recharge les batteries »
- Antibactérienne
- Antiallergie

Indications

- Bronchite +++, sinusite, cystite : états inflammatoires chroniques
- Fatigue, asthénie ++++
- Coup de pompe +++
- Faiblesse immunitaire
- Allergies saisonnières de tout type (rhume des foins...)
- Psoriasis, eczéma

Recommandations d'utilisation

À appliquer

- *Fatigue.* En dilution à 50 % (1 ml d'HE d'épinette dans 1 ml d'HV de noisette). Appliquez 2 gouttes du mélange sur les reins, 2 fois par jour, pendant 20 jours.

À diffuser et à respirer

- *Fatigue toujours.* Diffusez 10 minutes le matin pendant 20 jours.
- *Éliminer les tensions relationnelles (diminuer la susceptibilité liée à la fatigue).* Respirez directement l'HE à même le flacon.

EUCALYPTUS CITRONNÉ *Eucalyptus citriodora*

Coach antidouleurs (tendons, muscles)

Mode d'emploi	Mon avis
Sécurité	☆
Mise en garde	À n'utiliser que très diluée
Utilisable pendant le premier trimestre ?	Oui
Utilisable pendant l'allaitement ?	Oui
Efficace en unitaire (sans la mélanger et sans commander de préparation au pharmacien) ?	Oui
À appliquer sur la peau ?	Oui
À avaler ?	Non
À respirer ?	Non
À diffuser ?	Oui
À utiliser dans le bain ?	Non

- Partie de la plante utilisée : Feuilles
- Famille : Myrtacées

Principes actifs

- Aldéhydes terpéniques 70 % : citronellal (anti-inflammatoires + antalgiques + répulsifs antimoustiques).
- Alcools 20 % : citronellol (anti-infectieux).
- Esters.

Mise en garde pour les femmes enceintes

- Cette huile essentielle est irritante pour les peaux sensibles, et potentiellement allergisante. Diluez-la impérativement à 20 % minimum dans de l'huile végétale pour toute utilisation cutanée sur de grandes et moyennes surfaces. Appliquez éventuellement pure sur de toutes petites surfaces (piqûre d'insecte).

Propriétés thérapeutiques

- Anti-inflammatoire +++ : pour tendons (tendinites), muscles (douleurs musculaires), nerfs (zona, herpès), peau (démangeaisons)
- Antidouleur +++
- Répulsive antimoustiques (en diffusion)

Indications

- Tendinite +++
- Arthrite +++
- Rhumatismes +++
- Piqûre de moustique +++ et autres piqûres d'insectes (antidémangeaisons)

Recommandations d'utilisation

À appliquer

En dilution à 20 % (2 ml d'HE d'eucalyptus dans 8 ml d'HV de calendula ou de noisette) :

- *Tendinite, névralgie, mal de dos, lumbago.* Appliquez 5 gouttes du mélange sur la région douloureuse, 5 fois par jour, pendant 5 à 6 jours.
- *Mal à l'oreille/otalgie.* Appliquez 2 gouttes du mélange sur la région douloureuse, 5 fois par jour, pendant 5 à 6 jours.

+

- Imbibez des mèches de coton de 2 gouttes du mélange et introduisez dans l'oreille, doucement et pas trop profondément, 3 fois par jour.

Ou

Pure :

- *Piqûre de moustique, d'araignée, de fourmi.* Immédiatement après la piqûre, appliquez 2 gouttes toutes les 5 minutes, pendant ½ heure, puis 3 fois par jour pendant 48 heures.

EUCALYPTUS RADIÉ *Eucalyptus radiata*

Pour mieux respirer

Mode d'emploi	Mon avis
Sécurité	★★★
Utilisable pendant le premier trimestre ?	Oui (mais **pas** par voie orale)
Utilisable pendant l'allaitement ?	Oui
Efficace en unitaire (sans la mélanger et sans commander de préparation au pharmacien) ?	Oui
À appliquer sur la peau ?	Oui
À avaler ?	Oui (à partir du 4e mois)
À respirer ?	Oui
À diffuser ?	Oui
À utiliser dans le bain ?	Oui

- Partie de la plante utilisée : Feuilles
- Famille : Myrtacées

Principes actifs

- Oxyde 70 % : 1-8 cinéole.
- Alcool 15 % : α terpinéol.

} Association des deux = antiviral, antiseptique

- Antiviraux, antibactériens, expectorants.

Mise en garde pour les femmes enceintes

- Cette huile essentielle ne doit pas être utilisée par voie orale avant le 4e mois de grossesse.

Propriétés thérapeutiques

- Anticatarrhale et expectorante ++++ (nez qui coule, toux grasse)
- Antibactérienne, anti-infectieuse +++
- Antivirale +++

Indications

- Bronchite +++, toux +++, fièvre
- Grippe +++, épidémies
- Rhume, rhinite, rhinopharyngite
- Infections ORL, virales ou bactériennes

Recommandations d'utilisation

À appliquer

- *Infection respiratoire.* En dilution à 50 % (5 ml d'HE d'eucalyptus radié dans 5 ml d'HV de noisette). Appliquez 5 gouttes du mélange sur le thorax, 3 à 5 fois par jour, pendant 5 à 6 jours.

En bain

- *Infection respiratoire.* Diluez 10 gouttes d'HE dans 1 cuillère à soupe de base pour bain. Versez une fois l'eau à 38° C coulée. Prenez un bain de 15 à 20 minutes par jour, 2 ou 3 jours de suite.

À diffuser

- *Infection respiratoire toujours.* Diffusez 15 minutes 2 ou 3 fois par jour pendant la période à risque + inhalez dans la journée en déposant quelques gouttes sur un mouchoir.

À avaler

- *Infection respiratoire encore.* Posez 2 gouttes sur un comprimé neutre. Laissez fondre en bouche, 3 fois par jour pendant 5 jours.

FENOUIL DOUX *Foeniculum vulgare dulce*
Et l'allaitement est plus doux

Mode d'emploi	Mon avis
Sécurité	☆
Mise en garde	Pas d'utilisation pendant la grossesse ! Utilisez seulement pendant l'allaitement
Utilisable pendant le premier trimestre ?	Non
Utilisable pendant l'allaitement ?	Oui
Efficace en unitaire (sans la mélanger et sans commander de préparation au pharmacien) ?	Oui
À appliquer sur la peau ?	Non
À avaler ?	Oui (pendant l'allaitement)
À respirer ?	Non
À diffuser ?	Non
À utiliser dans le bain ?	Non

- Partie de la plante utilisée : Herbe fleurie
- Famille : Apiacées

Principes actifs

- Phénols méthyl-éthers 70 % : trans-anéthole (œstrogène-like = « comme nos œstrogènes » ; galactogènes : augmentent la sécrétion lactée).

Mises en garde pour les femmes enceintes ou qui allaitent

- Pas d'utilisation pendant la grossesse !
- À forte dose, cette huile essentielle est contre-indiquée chez le

jeune enfant.
- Respectez les doses indiquées.

Propriétés thérapeutiques

- « Œstrogène-like » +++
- Galactogène (favorise l'allaitement)
- Tonique psychique à faible dose
- Carminative (digestive, antiaérophagie)

Indications

- Allaitement (manque de lait)
- Dyspepsies : troubles digestifs mineurs

Recommandation d'utilisation

À avaler
- Posez 3 gouttes sous la langue, 3 fois par jour, le temps nécessaire.

GÉRANIUM D'ÉGYPTE (ROSAT) *Pelargonium asperum*
Stop saignements

Mode d'emploi	Mon avis
Sécurité	★★★
Utilisable pendant le premier trimestre ?	Oui
Utilisable pendant l'allaitement ?	Oui
Efficace en unitaire (sans la mélanger et sans commander de préparation au pharmacien) ?	Oui
À appliquer sur la peau ?	Oui
À avaler ?	Oui
À respirer ?	Oui
À diffuser ?	Oui
À utiliser dans le bain ?	Oui

- Partie de la plante utilisée : Feuilles
- Famille : Géraniacées

Principes actifs

- Alcools 60 % : citronellol, géraniol (antibactériens, antifongiques).
- Esters 30 % : formiate de citronellyle (anti-inflammatoires, équilibrants nerveux).

Mises en garde pour les femmes enceintes

- Cette huile essentielle est très bien tolérée : pas de restriction d'utilisation.
- Vous pouvez l'utiliser durant toute votre grossesse, y compris pendant le 1er trimestre.

Propriétés thérapeutiques

- Hémostatique (stoppe les saignements)
- Anti-inflammatoire cutanée, calmante, apaisante
- Répulsive antimoustiques (en diffusion/en application)

Indications

- Hémorragies diverses +++ : saignement de nez, de gencive, plaie, coupure, accouchement...
- Problèmes de peau : acné inflammatoire, couperose, eczéma, prurit (démangeaisons) +++, allergies cutanées, prévention et soin des vergetures +++, raffermissement des seins +++, relâchement de la peau et des tissus +++
- Piqûre d'insecte

Recommandations d'utilisation

À appliquer

- *Vergetures, eczéma...* En dilution à 20 % (2 gouttes d'HE de géranium dans 8 gouttes d'HV de rose musquée). Appliquez ce mélange, 2 fois par jour, pendant 5 à 10 jours voire plus longtemps si nécessaire.

Ou

- *Si la surface de peau à traiter est très réduite.* En dilution à 50 % (2 gouttes d'HE de géranium dans 2 gouttes d'HV de rose musquée). Appliquez ce mélange, 3 fois par jour, pendant 5 jours.

À diffuser

- *Antimoustiques.* Diffusez le soir ou utilisez comme la citronnelle (ou en association avec elle) sur l'oreiller (voir p. 43).

HÉLICHRYSE (IMMORTELLE) *Hélichrysum italicum*

Le meilleur antibleus

Mode d'emploi	Mon avis
Sécurité	★
Mise en garde	À n'utiliser qu'en infime quantité
Utilisable pendant le premier trimestre ?	Non
Utilisable pendant l'allaitement ?	Oui
Efficace en unitaire (sans la mélanger et sans commander de préparation au pharmacien) ?	Oui
À appliquer sur la peau ?	Oui sur de petites zones
À avaler ?	Non
À respirer ?	Non
À diffuser ?	Non
À utiliser dans le bain ?	Non

- Partie de la plante utilisée : Sommités fleuries
- Famille : Astéracées

Principes actifs

- Esters 70 % : acétate de néryle (antispasmodiques, anti-inflammatoires).
- Cétones 15 % : italidione (antihématomes).
- Sesquiterpènes 15 % : curcumène (décongestionnants veineux et lymphatiques).

Mises en garde pour les femmes enceintes

- Utilisation sur de courtes périodes : 2 ou 3 jours maximum.
- Cétones présentes mais en quantités modérées et peu toxiques.
- Usage externe exclusivement.

Propriétés thérapeutiques

- Antihématome (« bleu ») vraiment miraculeuse +++++ !
- Anti-inflammatoire
- Antidouleur
- Antiphlébite
- Désclérosante : lutte contre la rigidification des tissus

Indications

- Hématomes (« bleus », coups, intervention chirurgicale) +++++
- Maladies inflammatoires +++, tendinite, phlébite
- Cellulite, couperose, vergetures, acné rosacée
- Épanchement, congestion, engorgement
- Acouphènes (bourdonnements d'oreille)
- Entorse, foulure, lumbago

Recommandations d'utilisation

À appliquer

- *Bleus (hématomes).* En dilution à 50 % (1 goutte d'HE d'hélichryse dans 1 goutte d'HV d'arnica). Appliquez toutes les

3 heures suivant un choc, puis 2 à 3 fois par jour pendant 2 ou 3 jours ensuite.

- *Acné rosacée, couperose.* En dilution à 10 % (1 ml d'HE d'hélichryse dans 9 ml d'HV de calendula). Appliquez 2 gouttes du mélange, matin et soir, pendant 10 jours.
- *Vergetures.* En dilution : 10 gouttes, dans 1 cuillère à café d'HV de rose musquée. Appliquez 2 fois par jour, à partir du 4e mois de grossesse.
- *Acouphènes.* En dilution : 2 gouttes d'HE d'hélichryse + 2 gouttes d'HV de noisette. Appliquez autour de l'oreille, 2 à 3 fois par jour pendant 15 jours.

LAURIER NOBLE *Laurus nobilis*

Adieu problèmes de bouche et de gencives !

Mode d'emploi	Mon avis
Sécurité	☆
Mise en garde	Petit risque d'allergie en usage externe (peu fréquent)
Utilisable pendant le premier trimestre ?	Non
Utilisable pendant l'allaitement ?	Oui
Efficace en unitaire (sans la mélanger et sans commander de préparation au pharmacien) ?	Oui
À appliquer sur la peau ?	Oui, diluée
À avaler ?	Oui (à partir du 4e mois)
À respirer ?	Oui
À diffuser ?	Non
À utiliser dans le bain ?	Non

- Partie de la plante utilisée : Feuilles
- Famille : Lauracées

Principes actifs

(Grande diversité moléculaire = nombreuses propriétés)

- Oxyde 40 % : 1-8 cinéole (antiviral).
- Alcools 25 % : linalol, α terpinéol (antibactériens, antifongiques).
- Phénols : eugénol, méthyleugénol (cicatrisants des plaies buccales, toniques mentaux).

Mises en garde pour les femmes enceintes

- Si l'huile essentielle est de très bonne qualité, elle présente une excellente tolérance. Évitez les produits de qualité moyenne ou inférieure.
- Cette huile essentielle ne doit pas être utilisée pendant les 3 premiers mois de grossesse.

Propriétés thérapeutiques

- Anti-infectieuse +++
- Antivirale +++
- Antidouleur +++
- Stimulante

Indications

- Préparation psychologique à l'accouchement ++++
- Affections bucco-dentaires ++++ : aphtes, gingivite, parodontose, abcès dentaire, candidose buccale
- Infections respiratoires +++ : bronchite chronique, sinusite chronique, grippe
- Affections intestinales +++ : mycose digestive
- Affections dermatologiques +++: mycose de la peau, abcès, furoncle, acné
- Mycoses de tous types : cutanée (sur la peau), gynécologique (vaginale), digestive

- Douleurs, migraine
- Mal de dos, sciatique, entorse, foulure

Recommandations d'utilisation

À appliquer et en bain de bouche

- *Toute infection cutanée : abcès, furoncle, ampoule.* Appliquez 1 goutte d'HE de laurier diluée dans 1 goutte d'alcool à 90° sur la zone concernée, 6 fois par jour, pendant 4 à 5 jours.
- *Affections bucco-dentaires.* En dilution à 50 % dans de l'huile d'olive (2 gouttes d'HE de laurier dans 2 gouttes d'huile d'olive). Appliquez localement au doigt ce mélange 3 à 4 fois par jour, pendant 5 jours (10 jours si mycose).

  +

  Diluez 5 gouttes d'HE de laurier dans un verre d'eau tiède, et faites des bains de bouche, 3 fois par jour.
- *Grippe, affection ORL.* En dilution à 50 % dans de l'huile végétale (5 gouttes d'HE de laurier + 5 gouttes d'HV de noisette). Appliquez ce mélange sur les bronches et le haut du dos, 3 fois par jour, pendant 3 jours.
- En dilution au 1/5e (2 ml d'HE de laurier dans 8 ml d'HV de calendula) dans les autres cas.

À appliquer et à respirer

- *Préparation à l'accouchement.* Appliquez 3 gouttes d'HE de laurier sur le plexus solaire et l'intérieur des poignets, dès que les contractions ont commencé.

  +

  Diluez au 1/10e (1 goutte d'HE de laurier pour 9 gouttes d'HV de noisette), appliquez en massage doux et lent dans le bas du dos.
- *Pour aborder sereinement une épreuve (examen, permis de conduire, audience...).* Appliquez 2 gouttes d'HE de laurier sur la face interne des poignets, le jour de l'épreuve, et respirez

profondément. Renouvelez 2 fois dans la journée (et une dernière juste avant l'épreuve).

À avaler (exclusivement à partir du 4e mois de grossesse)

- *Affections ORL, grippe.* Posez 2 gouttes d'HE de laurier sur un comprimé neutre, laissez fondre en bouche 3 fois par jour, pendant 3 jours. Complétez avec l'une des applications cutanées détaillées ci-dessus.

LAVANDE ASPIC *Lavandula latifolia spica*

Le Samu de la brûlure et de la piqûre d'insecte

Mode d'emploi	Mon avis
Sécurité	☆
Mise en garde	Emploi ponctuel et local
Utilisable pendant le premier trimestre ?	Non
Utilisable pendant l'allaitement ?	Oui
Efficace en unitaire (sans la mélanger et sans commander de préparation au pharmacien) ?	Oui
À appliquer sur la peau ?	Oui
À avaler ?	Non
À respirer ?	Non
À diffuser ?	Non
À utiliser dans le bain ?	Non

- ▶ Partie de la plante utilisée : Sommités fleuries
- ▶ Famille : Lamiacées

Principes actifs

- Oxyde 30 % : 1-8 cinéole (antiviral).
- Alcools 30 % : linalol (anti-infectieux).

- Cétone ± 10 % : camphre (cicatrisante et antiparasitaire par voie cutanée, neurotoxique par voie orale).

Mise en garde pour les femmes enceintes

- Cette huile essentielle ne doit pas être utilisée avant le 4e mois de grossesse, et jamais par voie orale.

Propriétés thérapeutiques

- Antitoxique/venin : serpent, guêpe, taon, méduse, scorpion, moustique...
- Cicatrisante
- Antibactérienne
- Analgésique (antidouleur)

Indications

- Brûlure légère ou sévère ++++
- Piqûre, morsure ++++
- Plaie ++++, abcès, ampoule, acné
- Psoriasis ++++, eczéma, urticaire
- Herpès, zona

Recommandations d'utilisation

À appliquer

- *Brûlure, coup de soleil.* Mélangez 10 gouttes d'HE de lavande aspic avec 10 gouttes d'HV de millepertuis. Appliquez 5 fois de suite en 1 heure, puis 3 fois par jour pendant 3 jours.
- *Piqûre, morsure.* Appliquez localement 2 gouttes pures toutes les 10 minutes pendant 1 heure, puis 4 fois par jour pendant 2 jours.
- *Abcès, ampoule, crevasse.* Mélangez 2 gouttes d'HE de lavande aspic avec 2 gouttes d'HV de calendula. Appliquez 3 fois par jour pendant 5 jours.

LAVANDE VRAIE
LAVANDE OFFICINALE *Lavandula angustifolia*
La (quasi) panacée universelle

Mode d'emploi	Mon avis
Sécurité	★★★
Mise en garde	Quelques rarissimes intolérances cutanées
Utilisable pendant le premier trimestre ?	Oui
Utilisable pendant l'allaitement ?	Oui
Efficace en unitaire (sans la mélanger et sans commander de préparation au pharmacien) ?	Oui
À appliquer sur la peau ?	Oui
À avaler ?	Oui
À respirer ?	Oui
À diffuser ?	Oui
À utiliser dans le bain ?	Oui

- Partie de la plante utilisée : Sommités fleuries
- Famille : Lamiacées

Principes actifs

- Alcools 40 % : linalol (anti-infectieux).
- Esters 50 % : acétate de linalyle (antispasmodiques, calmants, sédatifs, hypotenseurs, anti-inflammatoires).

Mise en garde pour les femmes enceintes

- Cette huile essentielle ne possède aucune contre-indication, sauf sensibilité cutanée (rare).

Propriétés thérapeutiques

- Antispasmodique +++
- Calmante, sédative +++
- Hypotensive (fait baisser la pression artérielle) +++
- Anti-inflammatoire ++
- Anti-infectieuse cutanée et cicatrisante
- Décontracturante musculaire

Indications

- Déséquilibre du système nerveux : nervosisme, angoisse +++, anxiété, stress, insomnie +++, agitation, baby blues
- Troubles d'origine nerveuse +++ : asthme nerveux, spasmes digestifs, spasmes gynécologiques
- Hypertension artérielle +++
- Problèmes cutanés ++ : eczéma, psoriasis, prurit, bobo, brûlure, plaie, dermite (inflammation cutanée)
- Mal de tête, migraine

Recommandations d'utilisation

À appliquer

- *Troubles nerveux, asthme.* Appliquez 3 gouttes pures sur le plexus solaire, la face interne des poignets, la voûte plantaire. 3 fois par jour.
- *Mal de tête.* Appliquez 2 gouttes pures sur les tempes, plusieurs fois dans la journée.

À diffuser

- *Équilibre nerveux, sommeil difficile.* Diffusez 30 minutes le matin pour l'équilibre nerveux et/ou 30 minutes le soir pour préparer un sommeil réparateur.

En bain

- *Bain du soir très apaisant.* Versez 10 gouttes dans 1 cuillère à soupe de base pour bain, le tout dans l'eau déjà coulée (38 °C) et hop ! dans la baignoire. Barbotez 15 à 20 minutes dans le bain avant de vous coucher sans vous rincer.

À avaler

- *Troubles nerveux, nausées, hypertension, asthme.* Posez 2 gouttes sur un comprimé neutre, laissez fondre en bouche 3 fois par jour, pendant 3 à 4 jours.

LENTISQUE PISTACHIER *Pistacia lentiscus*

Décongestionnant veineux et antihémorroïdes

Mode d'emploi	Mon avis
Sécurité	☆
Mise en garde	À utiliser diluée et en usage externe
Utilisable pendant le premier trimestre ?	Non
Utilisable pendant l'allaitement ?	Oui
Efficace en unitaire (sans la mélanger et sans commander de préparation au pharmacien) ?	Oui
À appliquer sur la peau ?	Oui
À avaler ?	Non
À respirer ?	Non
À diffuser ?	Non
À utiliser dans le bain ?	Non

- Partie de la plante utilisée : Rameaux feuillus
- Famille : Anacardiacées

Principes actifs

- Terpènes : 50 %
- Terpénols

} décongestionnants veineux et lymphatiques

Mise en garde pour les femmes enceintes

- Cette huile essentielle s'utilise exclusivement en application sur la peau.

Propriétés thérapeutiques

- Décongestionnante veineuse et lymphatique

Indications

- Congestion des seins +++ (allaitement), du petit bassin
- Troubles circulatoires : hémorroïdes +++, varices et phlébite +++
- Cellulite (**après** l'accouchement)

Recommandations d'utilisation

À appliquer
- *Hémorroïdes.* Mélangez 2 gouttes d'HE de lentisque pistachier avec 2 gouttes d'HV de millepertuis. Appliquez après chaque toilette et chaque selle pendant 8 jours.
- *Jambes lourdes, douloureuses.* Versez 10 gouttes d'HE de lentisque pistachier dans 1 cuillère à café d'HV de noisette. Appliquez en massage doux, depuis les pieds vers les genoux (on remonte vers le cœur pour aider la circulation veineuse), 2 fois par jour jusqu'à amélioration.

ORIGAN COMPACT *Origanum compactum*

L'« antibiotique » naturel surpuissant

Mode d'emploi	Mon avis
Sécurité	★
Mise en garde	Dermocaustique et hypertensive
Utilisable pendant le premier trimestre ?	Non
Utilisable pendant l'allaitement ?	Si besoin absolu et sur un temps court
Efficace en unitaire (sans la mélanger et sans commander de préparation au pharmacien) ?	Oui
À appliquer sur la peau ?	Non
À avaler ?	Oui (à partir du 4e mois, si besoin absolu et sur un temps court)
À respirer ?	Non
À diffuser ?	Non
À utiliser dans le bain ?	Non

- Partie de la plante utilisée : Sommités fleuries
- Famille : Lamiacées

Principes actifs

- Phénols 70 % : carvacrol, thymol (anti-infectieux à large spectre toutes sphères : ORL, digestive, urinaire…).

Mises en garde pour les femmes enceintes

- Cette huile essentielle s'utilise exclusivement en cas de problème aigu, et avec l'accord du spécialiste en aromathérapie (médecin ou pharmacien).

- Elle est dermocaustique : on ne l'applique pas sur la peau.
- On l'emploie exclusivement par voie orale, à partir du 4e mois de grossesse, et seulement en cas d'extrême nécessité.
- Diluez-la dans de l'huile végétale, du miel, ou posez-la sur un morceau de sucre ou un comprimé neutre. Ne dépassez pas les 20 jours de traitement, maximum.

Propriétés thérapeutiques

- Anti-infectieuse ++++ puissante et à large spectre
- Bactéricide (tue les bactéries) +++
- Fongicide (tue les champignons responsables des mycoses) +++
- Parasiticide (tue les parasites) +++
- Viricide (tue les virus) ++

Indications

- Infections ORL (= de l'appareil respiratoire) +++
- Infections intestinales +++, digestives +++
- Infections des voies urinaires : cystite +++
- Infections gynécologiques
- Infection et fièvre tropicale

Recommandations d'utilisation

À avaler

- *En cas d'extrême nécessité : infections.* Suivre les posologies exactes indiquées dans ce livre.

Petit grain bigaradier *Citrus aurantium aurantium*

L'ami des nerfs

Mode d'emploi	Mon avis
Sécurité	☆☆☆
Utilisable pendant le premier trimestre ?	Oui (mais **pas** par voie orale)
Utilisable pendant l'allaitement ?	Oui
Efficace en unitaire (sans la mélanger et sans commander de préparation au pharmacien) ?	Oui, mais mieux vaut l'associer à la lavande vraie, à l'ylang-ylang…
À appliquer sur la peau ?	Oui
À avaler ?	Oui (à partir du 4e mois)
À respirer ?	Oui
À diffuser ?	Oui
À utiliser dans le bain ?	Oui

- Partie de la plante utilisée : Feuilles
- Famille : Rutacées

Principes actifs

- Esters 60 % : acétate de linalyle (rééquilibrants nerveux, antispasmodiques).
- Alcools 30 % : linalol (anti-infectieux cutanés).

Mises en garde pour les femmes enceintes

- Cette huile essentielle possède une odeur très agréable, généralement tolérée même des femmes au nez le plus sensible.
- Par voie orale, cette huile essentielle s'utilise à partir du 4e mois de grossesse. Par voies cutanée et aérienne, elle peut s'employer durant toute la grossesse.

Propriétés thérapeutiques

- Antispasmodique +++
- Relaxante, sédative, rééquilibrante nerveuse +++
- Antidépressive

Indications

- Troubles nerveux (dystonie neurovégétative) +++
- Stress, fatigue mentale, insomnie +++
- Anxiété, agitation, palpitations, arythmie (on « sent » son cœur) +++
- Transpiration excessive ++
- Spasmes musculaires d'origine nerveuse, acouphènes ++
- « Mummy blues » et « baby blues »

Recommandations d'utilisation

À appliquer

- *Troubles nerveux.* Appliquez 3 gouttes pures sur la voûte plantaire, le plexus solaire, l'intérieur des poignets, 3 fois par jour, jusqu'à amélioration.

À diffuser

- *Stress.* Diffusez pendant 30 minutes, 2 à 3 fois par jour.

En bain

- *Bain antistress.* Diluez 10 gouttes dans 1 cuillère à soupe de base pour bain et versez dans l'eau déjà coulée (38 °C). Barbotez 15 minutes dans votre bain relaxant avant de vous coucher sans vous rincer.

À avaler (exclusivement à partir du 4e mois de grossesse)

- *Troubles nerveux.* Versez 2 gouttes sous la langue, 3 fois par jour, pendant 2 ou 3 jours. Complétez avec l'application cutanée détaillée ci-dessus.

PIN SYLVESTRE *Pinus sylvestris*
Halte à la fatigue !

Mode d'emploi	Mon avis
Sécurité	☆
Mise en garde	Peut être dermocaustique
Utilisable pendant le premier trimestre ?	Non
Utilisable pendant l'allaitement ?	Oui
Efficace en unitaire (sans la mélanger et sans commander de préparation au pharmacien) ?	Oui
À appliquer sur la peau ?	Oui (diluée)
À avaler ?	Non
À respirer ?	Non
À diffuser ?	Oui
À utiliser dans le bain ?	Oui

- Partie de la plante utilisée : Aiguilles
- Famille : Abiétacées

Principes actifs

- Terpènes 85 % : pinènes (antiseptiques respiratoires, toniques généraux).
- Esters 10 % : acétate de bornyle (anti-inflammatoires).

Mise en garde pour les femmes enceintes

- Attention : en usage prolongé, cette huile essentielle peut éventuellement faire monter la pression artérielle.

Propriétés thérapeutiques

- « Cortisone-like » (comme notre cortisone) ++++ : stimule les surrénales
- Stimule le pancréas
- Tonique générale et psychique
- Décongestionnante de l'utérus et des ovaires
- Anti-infectieuse, antiseptique, antifongique

Indications

- Fatigue, asthénie, baby & mummy blues ++++
- Bronchite +++, sinusite +++, asthme ++
- Congestion utérine
- Allergies de tous types et inflammations
- Diabète
- Hypotension

Recommandations d'utilisation

À appliquer
- *Fatigue.* En dilution à 50 % (1 ml d'HE de pin dans 1 ml d'HV de noisette). Appliquez 2 gouttes du mélange sur les reins, matin et midi, pendant 20 jours.

À diffuser
- *Pour assainir l'atmosphère.* Diffusez 15 minutes, 2 à 3 fois par jour pendant la période à risque.

En bain
- *Bain du matin tonifiant.* Diluez 10 gouttes dans 1 cuillère à soupe de base pour bain et versez dans l'eau déjà coulée (37 °C). Barbotez 15 minutes le matin avant de sortir sans vous rincer (donc, lavez-vous avant le bain, comme les Japonais !).

RAVINTSARA *Cinnamomum camphora cineoliferum*

L'expert antiépidémies (grippes, rhume...)

Mode d'emploi	Mon avis
Sécurité	☆☆☆
Utilisable pendant le premier trimestre ?	Oui (mais **pas** par voie orale)
Utilisable pendant l'allaitement ?	Oui
Efficace en unitaire (sans la mélanger et sans commander de préparation au pharmacien) ?	Oui
À appliquer sur la peau ?	Oui
À avaler ?	Oui (à partir du 4e mois)
À respirer ?	Oui
À diffuser ?	Oui
À utiliser dans le bain ?	Oui

- Partie de la plante utilisée : Feuilles
- Famille : Lauracées

Principes actifs

- Oxyde 70 % : 1-8 cinéole (antiviral).
- Terpènes 20 % : sabinène (respiratoires, stimulants).
- Alcools 10 % : α terpinéol (antibactériens).

Mise en garde pour les femmes enceintes

- Par voie orale, cette huile essentielle s'utilise à partir du 4e mois de grossesse. Par voies cutanée et aérienne, vous pouvez l'employer sans aucun risque à tout moment de la grossesse.

Propriétés thérapeutiques

- Antivirale exceptionnelle +++++
- Stimule l'immunité +++
- Neurotonique +++
- Expectorante +++

Indications

- Toutes épidémies virales ORL : rhume, grippe saisonnière, grippe H1N1, grippe H5N1 (et tous types de grippes)... +++++
- Épidémies digestives : gastro-entérite, hépatite... ++++
- Autres épidémies virales : herpès, zona, mononucléose... ++++
- Fatigue physique ++++
- Déficience immunitaire, tendance à « attraper tous les microbes qui passent » +++
- Fatigue nerveuse : baby blues, « mummy blues »...

Recommandations d'utilisation

À appliquer

- *En période d'épidémie.* Appliquez 2 gouttes pures (ou mélangez-les avec 2 gouttes d'HV de noisette si votre peau est vraiment extrêmement sensible) sur le thorax, le haut du dos, la gorge, les sinus, la voûte plantaire. Renouvelez 4 fois par jour pendant la période à risques, et 4 à 6 fois par jour pendant 3 jours en cas d'atteinte grippale.

À diffuser

- Diffusez ½ heure, 2 à 3 fois par jour pendant la période à risques.

En bain

- *Bain antigrippe* Versez 10 gouttes dans 1 cuillère à soupe de base pour bain le tout dans l'eau déjà coulée (38 °C) et hop ! dans la baignoire. *Prévention* : barbotez 10 minutes dans le bain 1 fois par jour ; sortez sans vous rincer. *Si maladie déclarée avec fièvre* : prenez plusieurs bains par jour pendant 1 jour ou 2.

À avaler (exclusivement à partir du 4e mois de grossesse)

- *Si grippe déclarée.* Posez 2 gouttes sur un comprimé neutre ou dans un peu de miel. Laissez fondre en bouche 4 fois par jour, pendant 2 ou 3 jours.

ROSE DE DAMAS *Rosa damascena*

Spéciale libido

Mode d'emploi	Mon avis
Sécurité	☆☆☆
Utilisable pendant le premier trimestre ?	Oui
Utilisable pendant l'allaitement ?	Oui
Efficace en unitaire (sans la mélanger et sans commander de préparation au pharmacien) ?	Oui
À appliquer sur la peau ?	Oui
À avaler ?	Oui
À respirer ?	Oui
À diffuser ?	Oui (mais chère !)
À utiliser dans le bain ?	Oui

- Partie de la plante utilisée : Pétales
- Famille : Rosacées

Principes actifs

- Terpénols 80 % : citronellol, géraniol, nérol, linalol (neurotoniques).
- Esters terpéniques 5 % (rééquilibrants nerveux).

Mise en garde pour les femmes enceintes

- Cette huile essentielle ne possède aucune contre-indication. Un seul frein à son utilisation : son prix élevé.

Propriétés thérapeutiques

- Équilibrante ++++. Dans toutes les circonstances de la vie : changement important de statut, aide à retrouver confiance en soi et en la vie. Aide à « s'ouvrir à l'amour »
- Neurotonique +++
- Aphrodisiaque

Indications

- Fatigue sexuelle, frigidité, impuissance
- Baby blues
- Stress nerveux, déséquilibre nerveux, déprime

Recommandations d'utilisation

À appliquer

- *Troubles nerveux.* Appliquez 1 goutte pure derrière chaque oreille, 2 fois par jour, pendant tout le temps nécessaire.

+

Versez 1 goutte pure dans votre dose de crème de jour (hydratante) et appliquez normalement, le matin après la toilette.

À respirer

- *Troubles nerveux.* Versez 2 gouttes pures sur l'oreiller, au coucher.

+

Respirez le flacon ouvert 3 à 4 fois par jour.

THYM À THUJANOL *Thymus vulgaris ct thujanol*

SOS antiangine (et bien plus !)

Mode d'emploi	Mon avis
Sécurité	☆☆☆
Utilisable pendant le premier trimestre ?	Oui (mais **pas** par voie orale)
Utilisable pendant l'allaitement ?	Oui
Efficace en unitaire (sans la mélanger et sans commander de préparation au pharmacien) ?	Oui
À appliquer sur la peau ?	Oui
À avaler ?	Oui (à partir du 4e mois)
À respirer ?	Oui
À diffuser ?	Non
À utiliser dans le bain ?	Oui

- Partie de la plante utilisée : Sommités fleuries
- Famille : Lamiacées

Principes actifs

- Alcools terpéniques 50 % : thujanol (antibactériens à large spectre, antiviraux).
- Terpènes (anti-inflammatoires, stimulants généraux).

Mises en garde pour les femmes enceintes

- Cette huile essentielle est particulièrement bien tolérée, notamment en cas d'application sur la peau et les muqueuses.
- Elle ne nécessite aucune précaution d'emploi particulière.

Propriétés thérapeutiques

- Antibactérienne +++
- Tonique circulatoire et réchauffante +++
- Régénératrice des cellules hépatiques +++
- Antivirale ++
- Antifongique ++
- Neurotonique ++

Indications

- Toute infection virale et bactérienne, toute localisation : infections respiratoires +++, bucco-dentaires +++, cutanées +++, urinaires +++, gynécologiques +++
- Troubles circulatoires : extrémités froides (maladie de Raynaud), jambes lourdes +++
- Troubles hépatiques : hépatites virales, détoxication hépatique (« détox ») +++

Recommandations d'utilisation

À appliquer

- *Fatigue nerveuse.* Mélangez 2 gouttes d'HE de thym à thujanol avec 2 gouttes d'HV de noisette. Appliquez sur le plexus solaire et la face interne des poignets, 3 fois par jour, pendant 10 jours.
- *Engelures, extrémités froides, dartres.* En dilution à 50 % (5 ml d'HE de thym à thujanol dans 5 ml d'HV de calophylle). Appliquez localement 5 gouttes du mélange, 3 fois par jour, pendant 15 jours.
- *Fièvre, infection, rhume, angine.* En dilution à 50 % (5 ml d'HE de thym à thujanol dans 5 ml d'HV de noisette). Appliquez 5 gouttes du mélange sur le thorax, le haut du dos, le cou, 3 fois par jour, pendant 3 à 5 jours.

En gargarismes

- *Angine.* Versez 2 gouttes dans 1 verre d'eau tiède, remuez. Faites 3 gargarismes par jour, pendant 1 ou 2 jours.

À avaler (exclusivement à partir du 4e mois de grossesse)

- *Fièvre, infection, rhume, angine.* Posez 2 gouttes dans 1 petite cuillère à café de miel. Laissez fondre en bouche, 3 fois par jour, pendant 3 jours. Complétez avec l'application cutanée détaillée ci-dessus.

VERVEINE CITRONNÉE *Lippia citriodora*

Antidépressive

Mode d'emploi	Mon avis
Sécurité	★
Mise en garde	Application sur petite surface et en petite quantité
Utilisable pendant le premier trimestre ?	Non
Utilisable pendant l'allaitement ?	Oui
Efficace en unitaire (sans la mélanger et sans commander de préparation au pharmacien) ?	Oui
À appliquer sur la peau ?	Évitez si soleil
À avaler ?	Oui (à partir du 4e mois)
À respirer ?	Oui
À diffuser ?	Oui
À utiliser dans le bain ?	Oui

- Partie de la plante utilisée : Feuilles
- Famille : Verbénacées

Principes actifs

- Aldéhydes 40 % : géranial, néral (anti-inflammatoires).
- Esters 12 % (calmants, sédatifs, anxiolytiques).
- Coumarines (photosensibilisantes).

Mise en garde pour les femmes enceintes

- Attention, cette huile essentielle est photosensibilisante. Ne l'appliquez pas avant de sortir en été, au soleil, et encore moins avant une exposition solaire prolongée (plage, ski...) : vous risquez de voir apparaître de vilaines taches foncées à l'endroit de l'application.

Propriétés thérapeutiques

- Anti-inflammatoire puissante +++
- Sédative puissante +++, antidépressive +++

Indications

- Dépression ++++, baby blues, « mummy blues »
- Angoisse, stress, fatigue nerveuse
- Hypertension artérielle, palpitations
- Spasmes gynécologiques (douleurs)

Recommandations d'utilisation

À appliquer et à respirer

- *Dépression, angoisse, stress...* Le soir, au coucher, appliquez 2 gouttes d'HE pures sur le plexus solaire + la face interne des poignets, et respirez profondément.

+

Dans la journée, respirez à même le flacon ouvert, jusqu'à 3 fois par jour pendant 10 jours.

À avaler (exclusivement à partir du 4e mois de grossesse)

- *Hypertension artérielle, palpitations, dépression.* Posez 2 gouttes dans 1 petite cuillère à café de miel ou sur un sucre de canne. Laissez fondre sous la langue, 2 fois par jour, 3 à 5 jours de suite. Y adjoindre l'application cutanée détaillée ci-dessus.

Ylang-ylang *Cananga odorata genuina*
Le gardien de la tension artérielle

Mode d'emploi	Mon avis
Sécurité	☆☆☆
Utilisable pendant le premier trimestre ?	Non
Utilisable pendant l'allaitement ?	Oui
Efficace en unitaire (sans la mélanger et sans commander de préparation au pharmacien) ?	Oui mais préférable en synergie neuro-équilibrante (lavande vraie, petit grain)
À appliquer sur la peau ?	Oui
À avaler ?	Oui (à partir du 4e mois)
À respirer ?	Oui
À diffuser ?	Oui
À utiliser dans le bain ?	Oui

- Partie de la plante utilisée : Fleurs
- Famille : Anonacées

Principes actifs

- Alcools 55 % : linalol.
- Esters 15 % (antalgiques, calmants/sédatifs, antispasmodiques).
- Phénols méthyl éthers 15 % : p. crésol ME (antalgiques).

Mise en garde pour les femmes enceintes

- Pas de risque particulier, mais l'odeur très forte peut être gênante. Dans ce cas, diluez-la avec d'autres HE d'action complémentaire telles que le petit grain bigaradier ou la lavande vraie.

Propriétés thérapeutiques

- Équilibrante nerveuse +++
- Tonique sexuelle +
- Antidiabète +
- Antispasmodique

Indications

- Hypertension artérielle ++, palpitations
- Fatigue sexuelle, frigidité +
- Diabète +
- Stress en général (l'ylang-ylang est une bonne HE relaxante)
- Angoisse, anxiété, baby blues, « mummy blues »

Recommandations d'utilisation

À appliquer

- *Pour « réveiller » la libido.* Appliquez 2 gouttes pures en massage du ventre et bas du dos, 2 fois par jour en cures de 8 à 10 jours.

À diffuser

- *Antistress.* Diffusez en mélange avec la lavande vraie et le petit grain bigaradier, 10 minutes, matin et soir.

À avaler (exclusivement à partir du 4e mois de grossesse)

- *Diabète.* Posez 1 goutte sur un comprimé neutre. Laissez fondre en bouche, 3 fois par jour, pendant 20 jours.
- *Peur, phobie.* Posez 1 goutte sur un comprimé neutre ou dans 1 petite cuillère à café de miel, à laisser fondre sous la langue. À répéter 1 heure après si besoin.

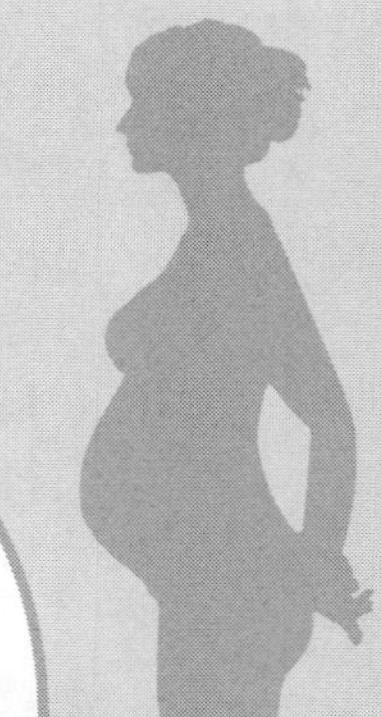

ABÉCÉDAIRE DES MAUX COURANTS ET 300 SOLUTIONS AROMA

Vous trouverez dans les pages suivantes toutes les solutions aroma simples aux petits maux directement liés à la grossesse et à l'allaitement, comme une poussée d'acné ou un abcès aux seins. Mais aussi toutes les réponses aroma aux maladies et infections courantes que l'on n'ose pas soigner avec des médicaments lorsque l'on est enceinte : le rhume, la grippe, les maux de tête… Laissez-vous guider et profitez au maximum de ces 9 mois si particuliers.

Quelques remarques importantes

- *Vous pouvez rencontrer ici ou là, dans vos lectures ou sur Internet, des contre-indications pour certaines des huiles essentielles présentées dans les pages précédentes… alors qu'elles figurent dans des formules proposées dans l'abécédaire des maux.* Ne soyez pas déstabilisée. Cela veut dire que pures, seules, en quantité importante ou sur une longue durée, elles pourraient poser problème. Mais diluées, en synergie avec d'autres huiles essentielles et sur un temps court, elles ne présentent pas de danger.
- *Dans les formules à commander au pharmacien* (à faire préparer en officine), le « jargon » est inévitable. D'une part il est d'usage de nommer les huiles essentielles en latin pour éviter tout risque d'erreur, d'autre part les quantités sont parfaitement compréhensibles par le préparateur ou la préparatrice, mais pas

forcément par le public. Ainsi, par exemple, « 1 suppo n° 40 » signifie « faire 40 suppositoires », tout simplement.

- *Lorsque plusieurs voies d'administration sont proposées*, par exemple « en application » et « à respirer », elles sont à utiliser au choix, ou en association (selon nos indications).

ABCÈS CUTANÉ

Amas de pus dans une cavité, l'abcès peut être superficiel bien que douloureux (c'est le moins grave), ou profond (intestin, foie, poumon...), ce qui nécessite une intervention chirurgicale. Fort heureusement, les abcès cutanés « à fleur de peau » sont les plus courants et se traitent facilement avec l'aromathérapie. N'oubliez pas qu'il n'y a pas plus antiseptique qu'une huile essentielle ! L'objectif : faire mûrir l'abcès pour qu'il se perce (seul) et se vide. Ensuite, nettoyez, aseptisez sans relâche jusqu'à cicatrisation totale. Un rôle sur mesure pour nos petites huiles.

À appliquer

🌢 HE **laurier noble** 1 goutte
🌢 HE **arbre à thé** 1 goutte
◊ Alcool à 60° 2 gouttes

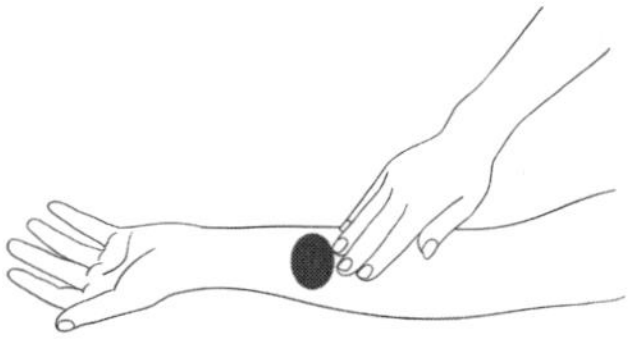

Appliquez localement, 4 à 5 fois par jour pendant quelques jours, jusqu'à guérison complète.

Mon conseil en +

Pour aider à faire mûrir l'abcès. Les deux premiers jours, vous pouvez imbiber une compresse stérile d'eau très chaude avant de verser dessus votre mélange, et de l'appliquer sur l'abcès. La chaleur favorise la pénétration des principes actifs des huiles essentielles dans la peau et attendrit les tissus.

ABCÈS DENTAIRE ET CARIE PROFONDE

Voir aussi « Parodontose » (p. 166), « Aphte » (p. 103) et « Gingivite » (p. 165).

L'abcès dentaire est un foyer infectieux situé dans la mâchoire, qui menace l'os ou la gencive. Il résulte en général d'une infection locale, elle-même causée par une carie mal soignée. Le processus est alors le suivant : une fois que les bactéries ont assiégé l'émail qui recouvre la dent, elles s'attaquent à la dentine juste dessous. Et comme la dentine est en contact avec le nerf dentaire, ça fait mal... de plus en plus mal au fil de la progression de l'infection. Ou alors, l'abcès peut être consécutif à une dent de sagesse qui pousse « mal ». Dès qu'il y a pus + inflammation aiguë, faites confiance à ces formules aux huiles essentielles à appliquer le plus rapidement possible. En attendant le rendez-vous chez votre dentiste, cela va de soi.

À appliquer
- HE **laurier noble** 1 goutte
- HE **lavande aspic** 1 goutte
- HE **arbre à thé** 1 goutte
- ◊ Alcool à 60° 3 gouttes

Appliquez au doigt sur la gencive, précisément où est localisé le problème, 6 fois par jour pendant 4 à 5 jours maximum. Cette formule est antibactérienne, anti-inflammatoire, antalgique et cicatrisante.

Ou

En bain de bouche
- HE **laurier noble** 1 goutte
- HE **giroflier** 1 goutte
- ◊ Labrafil 8 gouttes
- ◊ Eau tiède ½ verre

Faites 4 à 6 bains de bouche pendant 3 jours.

+

À appliquer
- HE de **giroflier** 1 goutte
- HE de **laurier noble** 1 goutte

Appliquer localement au Coton-Tige 3 à 6 fois par jour.

+

À avaler (à partir du 4e mois de grossesse)
- HE **arbre à thé** 1 goutte

Versez sur un comprimé neutre. Laissez fondre en bouche 3 fois par jour pendant 3 à 4 jours.

Mes conseils en +

Buvez des tisanes de bardane, pensée sauvage et romarin (mélange à parts égales des 3 plantes). Versez 1 cuillère à café dans une tasse, recouvrez d'eau frémissante. Laissez infuser 10 minutes. Filtrez. Buvez 3 tasses par jour.

Si vous n'appréciez pas les tisanes, vous pouvez prendre ces plantes sous forme d'EPS : bardane/pensée sauvage (à faire préparer à la pharmacie), à raison de 1 cuillère à café dans un verre d'eau, 2 fois par jour.

Ne traitez jamais un problème dentaire à la légère. Et sûrement pas un abcès ! À l'extrême, les conséquences peuvent être préoccupantes (perte d'une dent, douleurs au visage, sinusite…) voire graves (septicémie, problèmes cardiaques chez les personnes prédisposées, troubles articulaires, musculaires…), mais il est hors de question d'en arriver là.

Attention : chez la femme enceinte, les infections dentaires augmentent le risque de fausse couche. Consultez votre dentiste au moindre bobo dentaire qui ne passe pas !

ACCOUCHEMENT

Le jour de l'accouchement n'est pas un jour comme les autres. Il y avait un « avant », il y aura un « après ». Accoucher marque le terme d'une « ancienne vie » et le premier jour d'une « nouvelle vie ». En dehors de l'aspect purement physique des choses, ce point de vue symbolique et psychologique compte. D'où la nécessité d'une certaine préparation, autant mentale que physique.

Les buts de la préparation à l'accouchement sont :
- d'atténuer la peur ;
- de faciliter le travail le jour J, avec des contractions efficaces ;
- de procéder à un accouchement rapide et avec le minimum de douleur ;
- de limiter les dommages corporels ;
- de prévenir les complications ;
- de rétablir le bien-être rapidement.

Votre programme « aroma » de préparation à l'accouchement

Préparation à l'accouchement (le dernier mois) J - 30

Infusions à boire

Infusion 1 : feuilles de framboisier

Mettez 1 pincée de feuilles de framboisier dans une tasse. Recouvrez d'eau bouillante. Laissez infuser 10 minutes. Filtrez. Buvez 1 à 2 tasses par jour.

Pourquoi : cette plante agit sur l'hypophyse qui, au moment de l'accouchement, libère l'ocytocine, une hormone facilitant l'accouchement.

Infusion 2 : sauge officinale

Mettez 1 pincée de feuilles de sauge dans une tasse. Recouvrez d'eau bouillante. Laissez infuser 10 minutes. Filtrez. Buvez 1 à 2 tasses par jour.

Pourquoi : cette plante favorise l'accouchement. C'est un bon tonique circulatoire et hépatique.

Infusion 3 : verveine officinale + camomille (à parts égales)

Mettez 1 pincée de ce mélange dans une tasse. Recouvrez d'eau bouillante. Laissez infuser 10 minutes. Filtrez. Buvez 1 à 2 tasses par jour.

Pourquoi : ces plantes préparent le mental à l'accouchement ; elles permettent de positiver (verveine) ou de détendre (camomille).

Alternez ces 3 infusions. Par exemple le lundi l'infusion 1, le mardi l'infusion 2, le mercredi l'infusion 3, le jeudi l'infusion 1, etc.

Assouplissement du périnée (15 jours avant la date prévue)

jusqu'au jour J – J - 15

À appliquer
- HE **lavande vraie** 2 gouttes
- HE **ylang-ylang** 1 goutte
- HE **camomille** 1 goutte
- HV germe de blé 5 gouttes

Appliquez en massages doux sur le périnée, 2 fois par jour.

Aider à lutter contre le stress, l'angoisse

J - 4 + jour J

À appliquer et à respirer
Dans un flacon de 5 ml, mélangez :
- HE **petit grain bigaradier** 20 gouttes
- HE **camomille** 10 gouttes
- HE **laurier noble** 10 gouttes
- HV noisette qsp 5 ml

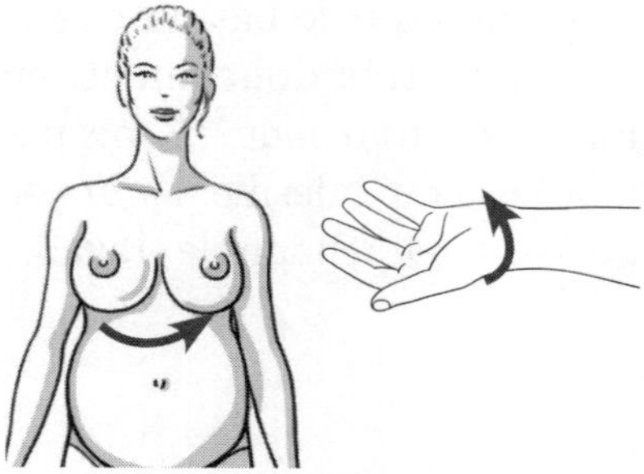

Appliquez 3 à 4 gouttes sur le plexus solaire, la face interne des poignets, pendant les quelques jours qui précèdent l'accouchement et au cours du travail. Respirez également le flacon ouvert quand vous vous sentez angoissée.

Mes conseils en +

Si vous êtes une « éternelle angoissée », tous les types de préparation à l'accouchement vous seront bénéfiques. Classique, sophrologie, haptonomie… choisissez selon vos goûts, mais ne ratez pas cet excellent moyen de mieux contrôler votre stress.

100 % des femmes qui accouchent sont plus ou moins stressées, rien de plus normal. Et toutes reconnaissent, « après », que cela ne les empêchera pas de renouveler l'expérience… C'est bien la preuve que, finalement, tout ne se passe pas si mal, voire très bien, et que c'est avant tout « l'idée que l'on se fait » de l'accouchement qui peut, parfois, être angoissante. Raison de plus pour parler avec vos amis, parents, sage-femme, rencontrer des femmes dans votre cas, des professionnels… ne ruminez pas vos peurs, vos doutes : exprimez-les, libérez-vous.

Déclencher/renforcer les contractions en salle de naissance + soulager les douleurs

J - 3 + jour J

À appliquer

- HE **palmarosa** 5 gouttes
- HE **thym à thujanol** 5 gouttes
- HE **giroflier** 2 gouttes
- HV noisette 10 gouttes

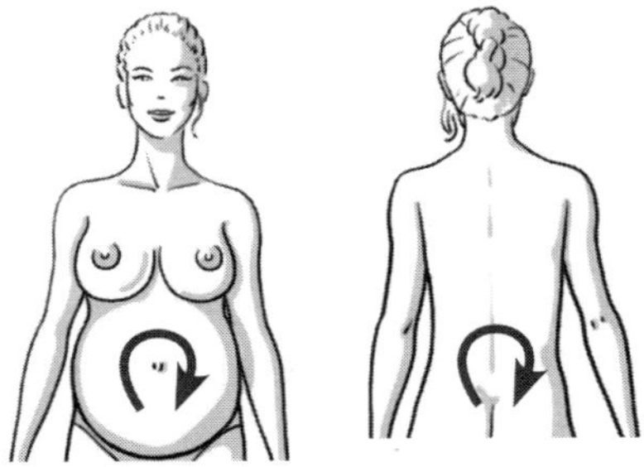

Appliquez sur le bas du dos et le ventre, très doucement, en massage « tournant », 3 fois par jour les 2 ou 3 derniers jours de grossesse et pendant le travail.

À respirer

- HE **laurier noble**
- HE **sauge sclarée**
- HE **rose**
- HE **jasmin**

Appliquez quelques gouttes de l'une et/ou de l'autre de ces HE sur la face interne des poignets et respirez amplement, le plus calmement et profondément possible.

Mon conseil en +

Pour aider à déclencher : marchez ! Faites les 100 pas si besoin.

Raffermissement du périnée J +1 à J +30

À appliquer

- HE **ciste ladanifère** 1 goutte
- HE **géranium rosat** 1 goutte
- HE **hélichryse** 1 goutte
- HV arnica 10 gouttes

Appliquez en massages doux sur le périnée, 2 fois par jour.

Mes conseils en +

Prenez de l'homéopathie :

- *Avant l'accouchement*
  - Contre la peur : *Actea racemosa* 9 CH, 5 granules par jour les 15 derniers jours.

Mes conseils en + *(suite)*

- Pour préparer le corps à l'effort : *Arnica* 9 CH, 3 granules matin et soir la semaine qui précède.

- *Pendant l'accouchement*
  - Contre la peur qui paralyse et bloque les contractions : *Gelsemium* 15 CH, 1 dose dès le début du travail.

ACNÉ

C'est un « incident » relativement rare pendant la grossesse, mais lorsque le visage se couvre de boutons, c'est la panique. D'autant que certaines femmes ont déjà vécu une précédente grossesse sans le moindre bouton, revendiquant même une peau particulièrement belle, et à la deuxième, catastrophe ! Étant donné le bouleversement hormonal lié à l'élaboration du petit être qui pousse en vous, quelques dommages « collatéraux » n'ont rien d'étonnant. Pas d'inquiétude, tout va naturellement rentrer dans l'ordre après l'accouchement. Parfois lentement, il faut bien l'avouer. En attendant, que faire ? Inutile de souffrir : on peut être très belle sans ! Notre formule est très efficace et évite, en plus, les vilaines traces rouges et les cicatrices qui peuvent subsister chez certaines femmes, même après la grossesse.

À appliquer

Dans un flacon de 5 ml, mélangez :

- HE **géranium d'Égypte** 10 gouttes
- HE **lavande aspic** 10 gouttes
- HE **arbre à thé** 10 gouttes
- HV rose musquée qsp 5 ml

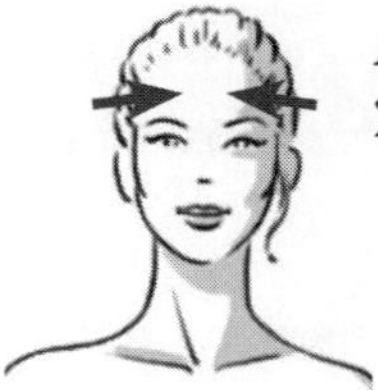

Appliquez 1 goutte de ce mélange sur les boutons, 2 fois par jour jusqu'à amélioration nette.

Mes conseils en +

Ne tirez aucune conclusion irrationnelle de votre poussée d'acné. Certains mythes circulent, comme celui-ci : « Si vous avez de l'acné pendant votre grossesse, ce sera une fille. Sinon, ce sera un garçon. » Ou exactement l'inverse. Ce n'est pas du tout vrai, bien sûr.

Certaines (rares) femmes découvrent leur grossesse justement parce que, d'un coup, leur visage et le haut de leur dos se couvrent de boutons d'acné. Prêtez attention à ces signes de modifications hormonales.

Acouphènes (bourdonnements d'oreille)

Souffrir d'acouphènes, c'est entendre des bourdonnements, des grésillements, des sifflements… qui n'existent pas. Non que vous les inventiez, mais ces bruits divers sont le fruit d'une perception erronée, et pas de la réalité. Les acouphènes peuvent toucher les deux oreilles, ou une seule, parfois sans que l'on puisse identifier laquelle. La perception est en effet ressentie « au milieu de la tête », comme me le précisait un jour cette patiente. C'est donc bien différent d'une oreille bouchée pour cause de piscine ou d'avion, par exemple, même si, là aussi, cela « bourdonne ».

À appliquer
- HE **basilic** 1 goutte
- HE **petit grain bigaradier** 1 goutte
- HV millepertuis 5 gouttes

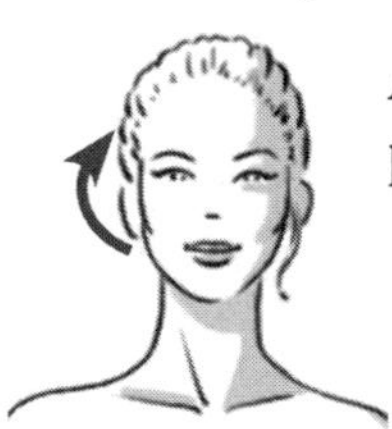

Appliquez autour de l'oreille (pas dedans) 3 fois par jour pendant 10 à 15 jours.

Mes conseils en +

Préparez des tisanes de petite pervenche, aubépine, mélisse (mélange à parts égales). Laissez infuser 10 minutes, filtrez et buvez 3 tasses/jour pendant 10 jours.

Si vos perceptions auditives sont rythmées, et que quelqu'un très près de vous les entend, ce peut être un problème vasculaire. Consultez.

Il n'est pas rare que des acouphènes apparaissent pendant la grossesse, surtout à partir du 6e ou 7e mois. Théoriquement, ils disparaissent après l'accouchement, mais certaines femmes n'arrivent pas à s'en débarrasser. On leur administre alors un traitement « lourd » (cortisone…), parfois même durant la grossesse, sans qu'il y ait forcément d'amélioration sur l'audition. Essayez d'abord les huiles essentielles. Et, surtout, détendez-vous et reposez-vous.

D'autres femmes évoquent une grossesse sans problème, puis les acouphènes apparaissent pendant l'allaitement. Généralement, le problème est lié davantage à un stress, une tension, une fatigue (bien connue des parents d'un tout jeune bébé !).

AÉROPHAGIE (ÉRUCTATIONS, RENVOIS)

Cette sensation d'air « coincé » dans la partie haute du tube digestif correspond à la réalité : il s'agit bien d'air retenu dans l'estomac et l'œsophage. La grossesse accentue le problème en raison de la configuration même du corps : le bébé « pèse » sur l'estomac, appuie ici ou là. Rien de grave, mais la sensation est d'autant plus désagréable que la future maman peut faire des petits rots sans parvenir à les maîtriser. Un peu gênant, surtout en public… Notre formule aroma est calmante, digestive et aide à évacuer les gaz digestifs.

À avaler

- HE **petit grain bigaradier** 1 goutte
- HE **citron** 1 goutte
- HV olive 2 gouttes

Versez ces 4 gouttes sous la langue, juste après les repas du midi et du soir, pendant 4 à 5 jours si nécessaire, voire plus. Rien n'est dangereux dans ces huiles essentielles.

Mes conseils en +

Soignez-vous ! Souvent, les victimes d'aérophagie n'osent en parler ni au médecin, ni au pharmacien. Et gardent donc leur problème durant toute la grossesse, les symptômes s'accentuant généralement au fil des mois puisque le bébé grossit. Résultat : on prend son mal en patience, endurant avec fatalité les conseils des copines « déjà passées par là », qui exhortent de toute bonne foi à la patience : « Y'a rien à faire qu'à attendre, j'ai aussi subi ça… » Et pourtant, il n'y a aucune raison de ne pas se soulager !

Essayez l'eau argileuse. Il suffit d'acheter de l'argile verte en poudre, d'en mettre un peu dans un verre, de le remplir d'eau le soir. Au petit matin, buvez l'eau argileuse qui surnage (sans consommer l'argile épaisse, qui reste au fond). C'est très efficace.

Prenez de l'homéopathie : *Carbo vegetabilis* 5 CH, 2 granules 3 fois par jour, pendant 4 à 5 jours.

AGITATION ET HYPERACTIVITÉ

Certains médecins évoquent l'hyperactivité de l'adulte, laquelle fait d'ailleurs souvent suite à une hyperactivité de l'enfance. D'autres parlent simplement d'agitation momentanée liée à la grossesse. Si vous vous sentez « agitée », jamais en repos, avec la sensation de sans cesse bouger, que vous êtes incapable de rester en place 5 minutes, tranquillement, il y a un problème. Détendez-vous, c'est aussi important pour le bébé que pour vous. La grossesse ne déclenche pas une agitation : cette dernière était très probablement là avant, elle fait en quelque sorte partie de vous et de votre personnalité. Mais ne vous laissez pas « déborder ».

Remarque : les différentes voies d'utilisation suggérées sont à choisir ou à associer par deux, si besoin.

Agitation (vous n'êtes pas agitée habituellement)

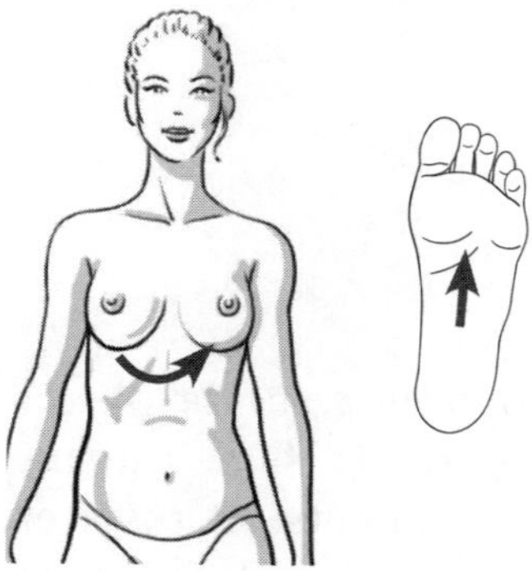

À appliquer

- HE **camomille noble** 1 goutte
- HE **lavande vraie** 1 goutte
- HE **petit grain bigaradier** 1 goutte
- HV calophylle 3 gouttes

Appliquez lentement cette formule sur le plexus solaire et la plante des pieds, chaque fois que nécessaire.

+

En bain relaxant

- HE **ylang-ylang** 3 gouttes
- HE **lavande vraie** 5 gouttes
- HE **petit grain bigaradier** 5 gouttes
- ◊ Base pour bain 1 cuillère à soupe

Versez votre mélange dans la baignoire une fois l'eau coulée (37 °C). Le soir, prenez un bain d'au moins 20 minutes, ne vous rincez pas, enveloppez-vous dans un peignoir et allez vous coucher.

Hyperactivité (vous avez toujours été en « mouvement perpétuel »)

En bain relaxant

- HE **lavande vraie** 10 gouttes
- ◊ Base pour bain 1 cuillère à soupe

Versez votre mélange dans la baignoire une fois l'eau coulée (37 °C). Le soir, prenez un bain d'au moins 20 minutes, puis allez vous coucher sans vous rincer.

À diffuser
- HE **petit grain bigaradier**
- HE **lavande vraie**

Diffusez en association ou en alternance, 15 minutes, 3 à 4 fois par jour.

À appliquer
- HE **lavande vraie** 1 goutte
- HE **ylang-ylang** 1 goutte
- HV noisette 2 gouttes

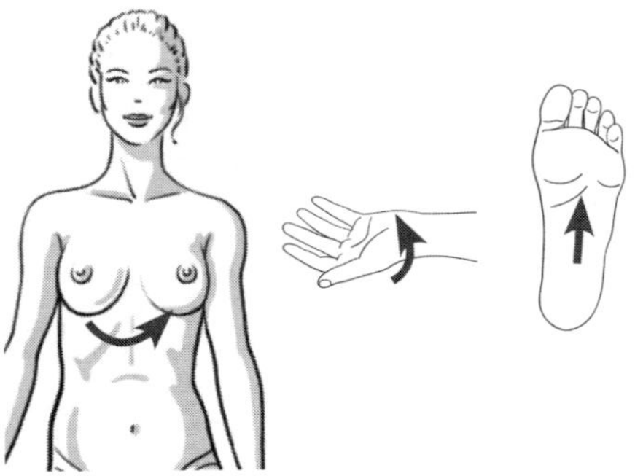

Appliquez sur le plexus solaire, la face interne des poignets (et respirez profondément), la plante des pieds, tous les ¼ d'heure si nécessaire, jusqu'au retour à la « normale ».

À avaler (à partir du 4e mois de grossesse)
- HE **petit grain bigaradier** 1 goutte

Versez sur un comprimé neutre, un petit sucre ou 1 cuillère à café de miel, puis laissez fondre sous la langue 3 à 4 fois par jour, en cures de 10 jours.

Mes conseils en +

Tisane calmante. Préparez une infusion de passiflore, oranger, verveine (mélange à parts égales). Versez 1 pincée de ce mélange dans une tasse, recouvrez d'eau frémissante. Laissez infuser 10 minutes. Filtrez. Sucrez au miel de lavande. Buvez 2 à 3 tasses par jour. Alternez avec une infusion de lavande, camomille et mélisse (mélange à parts égales) préparée de la même façon.

ALLAITEMENT (STIMULER LA LACTATION)

Voir aussi « Congestion mammaire » (p. 122) et « Sevrage allaitement » (p. 224).

Les vrais manques de lait sont rares. Souvent, il s'agit davantage de **l'impression** de ne pas « donner assez » au bébé. Soyez certaine que si votre enfant ne réclame rien après la tétée, c'est qu'il a mangé tout son saoul. Si ce n'est pas le cas, faites appel aux huiles essentielles de badiane ou de fenouil.

3 RAISONS D'ALLAITER
ne serait-ce que quelques jours

Allaiter est aussi bon pour le bébé (santé) que pour la maman (perte de poids plus rapide).

Le lait maternel est parfait, c'est le seul aliment complet au monde. C'est un menu de choix pour le nouveau-né, car il correspond très exactement à ses besoins :

1. *Des enzymes et autres éléments bénéfiques* pour le système digestif et la flore intestinale du tout-petit.
2. *Des composés favorisant l'immunité du bébé.* Principalement le colostrum, produit par la maman dans les dix heures suivant l'accouchement. Hyperconcentré en anticorps, ce colostrum augmente les défenses naturelles et favorise l'installation d'une flore intestinale équilibrée et active : le bébé la gardera toute sa vie.
3. *Pas de bêta-lactoglobulines* responsables d'allergies (comme dans le lait de vache).

RAPPEL : ne remplacez pas une huile essentielle par une autre, même si elles vous semblent proches.

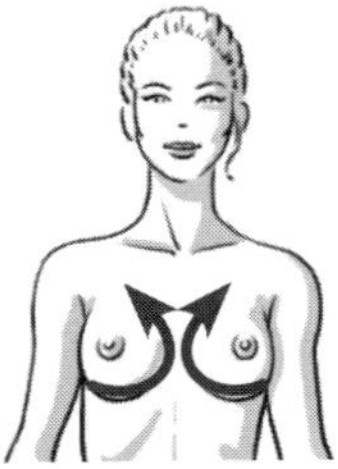

À appliquer
- HE **fenouil** 20 gouttes
- HV noisette 1 cuillère à soupe

Massez la poitrine avec ce mélange 3 à 4 fois par jour. Lavez les mamelons avant chaque tétée.

À avaler
- HE **badiane** 1 goutte
- HE **fenouil** 1 goutte

Posez directement sous la langue (de la maman !), 3 fois par jour.

Ou

- HE **fenouil** 2 gouttes

Versez sur ½ sucre et laissez fondre en bouche (de la maman !), de préférence sous la langue, 3 fois par jour.

Mes conseils en +

Pour stimuler la lactation, préparez une tisane d'anis, cumin, fenouil (plantes à parts égales). Mettez 1 pincée de ce mélange pour une tasse d'eau dans la casserole, laissez frémir 3 minutes. Coupez le feu. Laissez encore infuser 10 minutes. Filtrez. Buvez 3 tasses par jour.

Ou

Préparez une tisane de galéga, fenugrec, carottes (semences), fenouil (plantes à parts égales). Mettez 1 cuillère à café de ce mélange dans une tasse, recouvrez d'eau frémissante. Laissez infuser 10 minutes. Filtrez. Buvez 3 tasses par jour.

Renforcez l'effet immunostimulant du colostrum. Dans un premier temps, le lait que la maman fournit à son bébé s'appelle le colostrum. C'est le tout premier lait maternel, spécial car très riche en substances stimulantes pour l'immunité (c'est pour cela que les médecins incitent les mamans à allaiter ne serait-ce que quelques

Mes conseils en + *(suite)*

jours, même si elles ne souhaitent pas continuer l'allaitement au-delà. Ce colostrum est important pour le bébé). Pour renforcer son effet immunostimulant, si la maman a été un peu fatiguée par sa grossesse et/ou son accouchement, je recommande de prendre de l'EPS d'ortie piquante (parties aériennes), à raison de 3 cuillères à café dans un verre d'eau par jour, pendant 2 jours, puis 1 cuillère à café le 3e jour.

Aidez-vous des aliments. Par exemple, la bière sans alcool et le fenouil augmentent la production de lait. Le persil la stoppe. Méfiez-vous de l'ail, dont le goût passe dans le lait maternel, et qui ne plaît pas toujours au bébé.

Attention : la plupart des médicaments et des substances actives (y compris les huiles essentielles) passent dans le lait maternel. N'avalez pas n'importe quoi !

La tétée au sein fait travailler des muscles différents (par rapport à la tétine) et favorise le bon développement des dents et des mandibules du bébé.

Les mamans qui allaitent affirment que ce n'est pas plus compliqué ni fatigant que de s'en remettre aux biberons. Et même, souvent, moins ! Si vous souhaitez allaiter mais redoutez la fatigue et l'organisation, parlez-en avec votre sage-femme, ou posez vos questions aux professionnels des associations pour la promotion de l'allaitement maternel. Ou à votre maman, vos amies… tout simplement. L'expérience, ça compte !

Évitez de recourir aux biberons de complément, à la maternité comme de retour chez vous. Que votre allaitement dure trois jours, trois semaines, trois mois ou neuf mois, ce sera toujours bien, surtout s'il est intégral. Dans l'idéal, il est recommandé à la maman d'allaiter le plus longtemps possible. Mais ne culpabilisez pas si vous ne souhaitez/pouvez pas allaiter, bien sûr. C'est un choix personnel, vous ne serez pas une « mauvaise mère » pour autant !

Allergie cutanée

Ça gratte, ça chatouille, c'est rouge… c'est une allergie. Apaisez le feu. Vite ! Lorsque la peau réagit, cela donne de simples plaques, de l'eczéma (à fleur de peau), de l'urticaire (dans le derme superficiel, mais déjà plus en profondeur) ou carrément un œdème de Quincke, enfoui dans les profondeurs du derme : là, c'est une urgence !

Ici, nous traitons les « réactions » cutanées simples. Pour les soins spécifiques – eczéma, urticaire – reportez-vous aux pages correspondantes.

À appliquer

- HE **camomille noble** 1 goutte
- HE **géranium rosat** 1 goutte
- HE **lavande aspic** 1 goutte
- HV calendula 10 gouttes

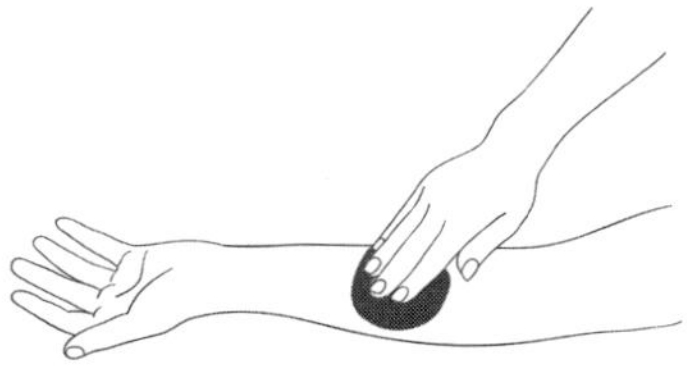

Appliquez sur la zone de peau concernée, 2 à 3 fois par jour jusqu'à amélioration sensible.

Mes conseils en +

Prenez de l'homéopathie : Histaminum 5 CH, 2 granules 3 fois par jour.

Si vous avez un terrain atopique (allergique), et pour réduire le risque que votre bébé devienne lui aussi allergique, faites une cure de probiotiques (souche recommandée par exemple Lactobacillus GG) et d'oméga 3.

Ampoule

L'ampoule est le type même de blessure qu'il est très facile de prévenir en achetant simplement du matériel adapté (taille, texture...) et en l'utilisant correctement. Elle s'installe doucement, lentement, au fil de frottements répétés : puisque vous les sentez, ces frottements, n'insistez pas !

À appliquer

- HE **lavande vraie** 1 goutte

Percez l'ampoule avec une aiguille bien propre, et enduite d'HE de lavande. Appuyez doucement sur les côtés pour la vider. Appliquez ensuite votre lavande toutes les demi-heures pendant 2 heures.

Mes conseils en +

Nouvelles chaussures ? Nouvelles ampoules ! « Faites » vos chaussures tranquillement, en les portant un petit peu régulièrement. On ne met pas des chaussures neuves en partant pour la journée sans possibilité de les changer.

À la moindre sensation de frottement, collez tout de suite un sparadrap, ou passez une couche de produit « antiampoule » : il se présente en stick, on l'applique sur la zone de peau concernée et, ô miracle, l'ampoule n'apparaît jamais. Ou si vous portez des chaussures fermées, enfilez une chaussette, puis une deuxième, qui « prendra » à la place de votre peau.

Si vous le pouvez, c'est-à-dire si vous n'êtes pas obligée de remettre des chaussures (été : sandales, tongs...), éventuellement ne percez pas et attendez que l'ampoule se vide seule. Mais il faut faire preuve de patience...

À savoir : la marche sportive, la randonnée ou même la course à pied sont autorisées (jusqu'au 5e mois de grossesse pour cette dernière).

ANGINE, PHARYNGITE, TRACHÉITE

Que l'infection soit d'origine bactérienne ou virale, les huiles essentielles en viennent facilement à bout. Seul impératif : réagir rapidement, dès les premiers picotements de gorge si possible. N'oubliez pas que vous avez affaire à une inflammation aiguë du pharynx, ce qui laisse présager un inconfort pour avaler, même de l'eau… et même, parfois, de l'air ! Pourquoi attendre pour se soulager ?

À appliquer

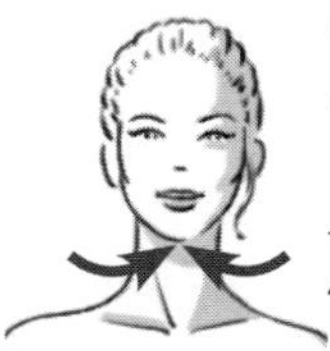

- HE **ravintsara** 2 gouttes
- HV calophylle 2 gouttes

Appliquez sur le cou au niveau de la zone douloureuse, 4 fois par jour pendant 3 à 5 jours.

En gargarismes

- HE **thym à thujanol** 2 gouttes
- HE **laurier noble** 1 goutte
- ◊ Eau tiède ½ verre

Faites des gargarismes, en passant bien le liquide partout et en insistant sur le fond de la gorge. Recrachez, n'avalez pas, 4 fois par jour pendant 2 à 3 jours.

À avaler (à partir du 4e mois de grossesse)

- HE **thym à thujanol** 2 gouttes

Versez les 2 gouttes dans une petite cuillère de miel, et laissez fondre en bouche, 4 fois par jour pendant 3 jours.

Mes conseils en +

Prenez de l'homéopathie : Belladonna 5 CH, 3 granules, 3 fois par jour.

Pensez au cuivre (Labcatal ou Granions) : avalez 1 ampoule 3 fois par jour pendant 3 jours.

Angoisse, anxiété

Voir aussi « Dépression » (p. 136).

Il est normal d'être anxieuse pendant une grossesse, surtout le 1er trimestre. Tempête hormonale, transformation profonde du corps de la maman, modification tout aussi profonde de la vie « à venir », fatigue liée à votre état, amniocentèse éventuelle prévue à 3 mois : tout ceci concourt à un climat pas toujours serein, une baisse de moral, des coups de blues. Surtout si viennent s'y ajouter des problèmes d'ordre émotionnel (tensions avec le papa, la famille, la belle-famille, le patron, les collègues…), financier, organisationnel. Normalement, à partir du 4e mois, vous devriez vous sentir moins vulnérable, plus sereine.

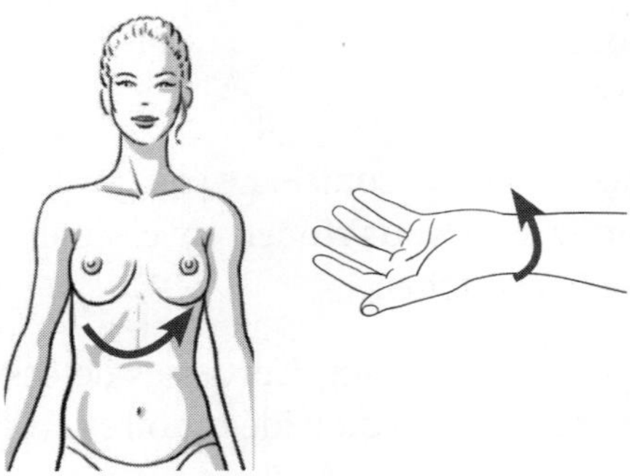

À appliquer dans la journée

- HE **petit grain bigaradier** 1 goutte
- HE **ylang-ylang** 1 goutte

Appliquez ces deux gouttes pures (sans les diluer) sur le plexus solaire, et à l'intérieur des poignets, lorsque le besoin s'en fait sentir.

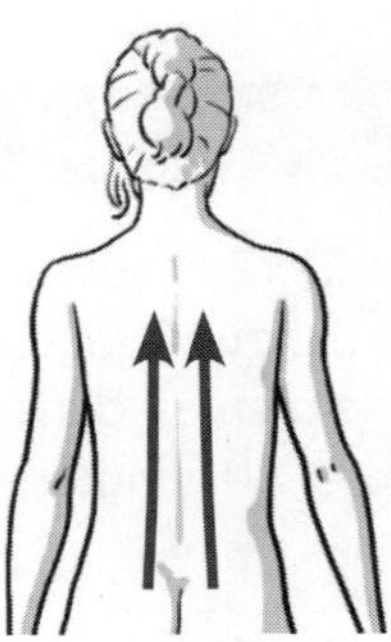

En massage du soir

- HE **camomille** 2 ml
- HE **petit grain bigaradier** 2 ml
- HE **ylang-ylang** 2 ml
- HV calophylle 9 ml

Faites un massage complet du dos, de part et d'autre de la colonne vertébrale. Partenaire bienveillant indispensable.

À respirer dans la journée
- HE **camomille**

Respirez directement, à même le flacon ouvert, à chaque fois que vous sentez une angoisse « monter ».

À diffuser à la maison, au bureau, en voiture…
- HE **lavande vraie**
- HE **géranium bourbon**

} en association à parts égales

Diffusez 10 minutes, matin et soir, ou 10 minutes/heure en cas de crise.

En bain aromatique
- HE **camomille noble** 5 gouttes
- HE **lavande vraie** 5 gouttes
- HE **géranium bourbon** 5 gouttes
- ◊ Base pour bain 1 cuillère à soupe

Versez dans la baignoire une fois l'eau tiède coulée. Le soir, prenez un bain de 15 à 20 minutes, sortez sans vous rincer, enveloppez-vous dans un peignoir et allez vous coucher.

Cette formule est relaxante et aide à relativiser. Certaines de ces huiles essentielles sont « antimélancolie » : adieu idées noires ! En plus, dans ce bain, le bébé ne « pèse » plus sur le ventre, la future maman se sent plus légère.

Mes conseils en +

Tisane apaisante. Buvez des tisanes de mélisse, passiflore et aubépine. En alternance ou, mieux, en mélange. Pour chaque tisane, versez 1 cuillère à café de plante (ou de mélange de plantes) dans une tasse, recouvrez d'eau frémissante. Laissez infuser 10 minutes. Filtrez. Sucrez au miel. Buvez 2 à 3 tasses par jour.

Prenez de l'homéopathie : Ignatia 5 CH et *Gelsemium* 5 CH, 2 granules de chaque 2 à 3 fois par jour.

Aphte

Voir « Gingivite » (p. 165).

Il s'agit d'une petite ulcération douloureuse dans la bouche, sur la langue ou la gencive. Elle est due à une bactérie appelée *Streptococcus sanguis*, à laquelle nous sommes plus ou moins sensibles, ce qui explique pourquoi certains d'entre nous ont régulièrement des aphtes, et d'autres, non. Déjà, les femmes sont plus sujettes aux aphtes que les hommes. Pendant la grossesse, cette injustice s'aggrave car les futures mamans sont encore plus vulnérables aux éclosions d'aphtes. Surtout si, par-dessus le marché, vous êtes fatiguée et stressée.

À appliquer (soulagement express, si un seul aphte)
- HE **laurier noble** 1 goutte

Appliquez avec un Coton-Tige, directement sur l'aphte, 4 fois par jour jusqu'à guérison, c'est-à-dire en général 3 à 4 jours.

Ou

À appliquer (formule plus complète, si plusieurs aphtes ou récidive)
- HE **laurier noble** 1 goutte
- HE **lavande aspic** 1 goutte
- HV millepertuis 3 gouttes

Appliquez avec un Coton-Tige, directement sur le ou les aphtes, 3 à 5 fois par jour jusqu'à guérison, soit 3 à 4 jours.

Mes conseils en +

En cas de récidive, sucez 3 à 4 comprimés de zinc, 3 à 4 fois par jour, en cures de 20 jours.

Prenez de l'homéopathie : Mercurius corrosivus 5 CH, *Borax* 5 CH, 2 granules de chaque, 3 fois par jour.

Asthme (allergique ou nerveux)

Si vous étiez asthmatique avant de tomber enceinte, trois possibilités s'offrent à vous, si l'on peut dire : votre grossesse ne va rien changer, ou bien votre asthme va s'améliorer (temporairement), ou, hélas, il peut empirer. C'est la loterie, car personne ne peut prédire dans quelle catégorie vous vous trouverez. Dans tous les cas, il est très, très important de contrôler parfaitement son asthme pendant les 9 mois de grossesse. Les huiles essentielles proposées ici aident à mieux respirer, calment l'hypersécrétion des bronches et « lèvent » la congestion. Inspirer et surtout expirer redevient facile, fluide. Ouf !

À appliquer

- HE **basilic** 1 goutte
- HE **camomille noble** 2 gouttes
- HE **lavande vraie** 1 goutte
- HE **pin sylvestre** 1 goutte
- HV noisette 5 gouttes

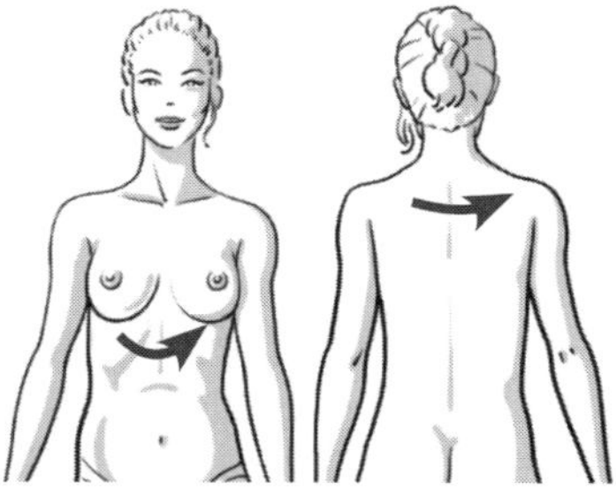

Appliquez cette formule sur le plexus solaire et le haut du dos. Répétez toutes les heures en cas de crise.

+

À avaler, si crise sévère (à partir du 4e mois de grossesse)

- HE **basilic** 1 goutte

Versez sur un comprimé neutre ou dans un peu d'huile d'olive. Laissez fondre en bouche 2 à 3 fois à ¼ d'heure d'intervalle.

Mes conseils en +

Tisane antiasthme (traitement phyto d'entretien). Buvez des tisanes de cassis et thym (mélange à parts égales). Pour chaque tisane, versez 1 cuillère à café du mélange de plantes dans une tasse, recouvrez d'eau frémissante. Laissez infuser 10 minutes. Filtrez. Sucrez au miel. Buvez 2 tasses par jour.

Mes conseils en + *(suite)*

En cas de crise grave, qui ne cède pas. Prenez de l'homéopathie : *Cuprum metallicum* 5 CH, 2 granules toutes les 10 minutes en attendant le Samu ou la consultation aux urgences.

Si vous êtes sous traitement antiasthme, ne l'abandonnez pas pendant la grossesse. Un asthme non contrôlé fait courir des dangers au bébé, qui risque de naître prématuré ou avec un poids inférieur à la normale. Cependant attention : certains médicaments antiasthmatiques (et antihistaminiques d'ailleurs) sont interdits pendant les 3 premiers mois de grossesse. Les médecins préfèrent généralement prescrire aux femmes enceintes des médicaments mis sur le marché depuis longtemps et ayant prouvé leur innocuité. Tout comme les huiles essentielles proposées ici.

Ne confondez pas « asthme » et simple gêne respiratoire. Pendant la grossesse, les hormones influent automatiquement sur le centre de la respiration (dans le cerveau), provoquant une impression étrange de « poids sur les poumons » avec respiration un peu saccadée. Même les femmes non asthmatiques s'en plaignent… C'est parfaitement naturel, il ne semble pas y avoir de remède miracle !

Baby blues

Voir aussi « Dépression post-partum » (p. 138).

Nous y voilà. La fameuse dépression postnatale, qui survient chez 10 % des jeunes mamans, le 2e ou 3e jour après la naissance. La plupart du temps, le baby blues est passager et modéré. Mais il peut se révéler plus long et plus grave que prévu, voire virer à la dépression majeure chez 3 à 6 % d'entre elles. Soyez attentive et surtout, surtout ne culpabilisez pas. Avec ce bébé, tout a changé dans votre vie : votre corps (kilos en trop, vergetures, cellulite…), votre sexualité, votre quotidien, la présence peut-être un peu envahissante de votre maman ou belle-maman, les conseils à flots continus des copines bien intentionnées mais épuisantes, vos propres angoisses, vos relations avec les collègues et le monde du travail, éventuellement vous avez dû déménager, gérer des tensions liées à l'enfant dans votre couple… ça fait beaucoup d'un coup. Laissez-vous le temps d'intégrer toutes ces nouvelles informations : à chacune son rythme.

À diffuser
- HE **bergamote**
- HE **géranium rosat**
- HE **mandarine**
- HE **verveine citronnée**

Diffusez à tour de rôle ces HE, 15 minutes 3 fois par jour.

À appliquer (massage à la maison)
- HE **géranium rosat** 5 gouttes
- HE **mandarine** 5 gouttes
- HV calophylle 1 cuillère à soupe

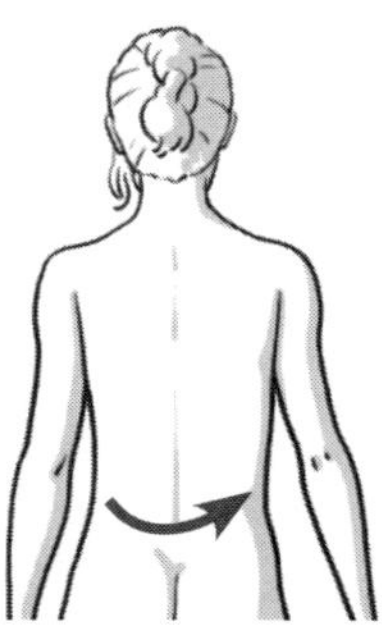

Demandez à votre gentil mari de vous masser le corps ou le dos, matin et soir, avec cette préparation.

+

À appliquer (express, dans la journée)
- HE **épinette noire** 2 gouttes

Appliquez sur la région des surrénales, le matin et le midi pendant 10 jours.

Mes conseils en +

Prenez le temps. Reposez-vous, c'est in-dis-pen-sa-ble.

Le baby blues ne concerne pas seulement les mères biologiques. Les mères adoptives peuvent aussi en souffrir. Ce qui prouve bien qu'il ne résulte pas seulement d'un « retour de chamboulement hormonal » mais bien d'un ensemble de facteurs, y compris psychologiques et sociologiques, qui font que la maman « craque ».

Mes conseils en + *(suite)*

Il y a une forte pression sur les jeunes mamans, priées d'être inconditionnellement ravies d'avoir un enfant et de nager dans le bonheur total permanent. Oui, elles sont ravies, oui, c'est le bonheur, mais être mère n'est pas facile, c'est même très déstabilisant. Et l'enfant, lui, ne correspond pas forcément à l'idée que l'on s'en faisait.

Chez les mères adoptives, le baby blues est encore plus « suspect » et mal compris par l'entourage. Souvent, l'enfant a été tellement attendu, comment se peut-il que la maman soit déprimée ? Mêmes raisons que pour la maman biologique : bouleversement de la vie (à la maison, au quotidien…), fatigue, sommeil difficile, difficulté à « retrouver sa place », à comprendre l'enfant, réveil de peurs enfouies liées à son propre passé, etc.

Supplémentation en oméga 3. Prenez 3 capsules d'oméga 3 matin, midi et soir pendant 8 jours, puis 3 capsules matin et soir pendant 2 semaines, puis 3 capsules le soir ensuite. Remarque : choisissez les capsules riches en EPA (l'acide gras spécial humeur), et avalez-les toujours au cours des repas.

Supplémentation en magnésium marin. Prenez 1 gélule le matin et 1 gélule le soir.

Blessure légère et plaie

C'est le quotidien. Rien de grave. Ce n'est pas parce que vous êtes enceinte que vous allez cesser de vous cogner, de vous érafler, de vous « esquinter » légèrement. Peu importe : quelques gouttes d'huiles essentielles antiseptiques et ça repart !

À appliquer
- HE **lavande vraie** 1 goutte
- HE **arbre à thé** 1 goutte
- HV calendula 2 gouttes

Appliquez 3 fois par jour pendant 2 jours, puis matin et soir jusqu'à la cicatrisation.

Mon conseil en +

Lavez toujours une plaie, même minime, à l'eau et au savon avant d'appliquer un quelconque désinfectant, à base d'huiles essentielles ou non.

Bleu

Ecchymose, hématome, bosse… l'histoire est toujours la même : on s'est cogné ou on est tombé, ou on a eu un accident (vélo, ski, voiture…). Une poche de sang s'est formée sous la peau. Il faut la résorber. L'huile essentielle d'hélichryse est extraordinairement efficace dans cette indication. Si vous l'appliquez immédiatement sur la zone choquée – avant qu'elle se colore – elle pourra même éviter l'apparition du bleu, qui aurait pu être énorme ! Contrairement à ce que vous pourrez lire ici ou là, cette huile essentielle, utilisée à petite dose et comme indiqué sur cette page, n'est pas contre-indiquée pendant la grossesse.

À appliquer (toute petite surface, de la taille d'une à deux pièces de monnaie)
♦ HE **hélichryse** 1 ou 2 gouttes

Appliquez localement 5 fois par jour pendant 2 jours, puis 2 fois par jour pendant 5 jours. Attention : pas d'application sur le ventre pendant la grossesse !

Ou

À appliquer (surface un peu plus importante)
♦ HE **hélichryse** 3 gouttes
◊ EL arnica 10 gouttes

Appliquez sur la zone tuméfiée 5 fois par jour pendant 2 jours, puis 2 fois par jour pendant 5 jours.

Mon conseil en +

Appliquez seulement, ne massez pas.

Bouton

Voir aussi « Acné » (p. 89).

Que vos boutons soient liés à l'acné de la grossesse ou non, voici comment vous en débarrasser vite, bien et sans risque de taches sur la peau.

À appliquer le matin
- HE **laurier noble** 1 goutte

Appliquez pure directement sur le ou les boutons, après la toilette, chaque matin pendant 4 à 5 jours.

+

À appliquer le soir
- HE **arbre à thé** 1 goutte

Appliquez pure directement sur le ou les boutons, après la toilette, chaque soir pendant 4 à 5 jours.

Mon conseil en +

Tisane antiboutons. Buvez des tisanes de bardane, pensée sauvage, mélisse (mélange à parts égales). Pour chaque tisane, versez 1 cuillère à café du mélange de plantes dans une tasse, recouvrez d'eau frémissante. Laissez infuser 10 minutes. Filtrez. Buvez 1 tasse matin et soir pendant 10 jours.

Bronchite

Inflammation des bronches, « poids » sur la poitrine, respiration difficile, toux, expectorations... voilà une litanie bien connue des victimes de bronchites. Ne vous résignez pas ! D'origine bactérienne ou virale, cette infection ORL cédera face aux huiles essentielles. De plus, en renforçant les défenses immunitaires, ces dernières réduisent les risques de récidive. Si vous pouvez éviter d'enchaîner les traitements antibiotiques pendant votre grossesse, c'est aussi bien...

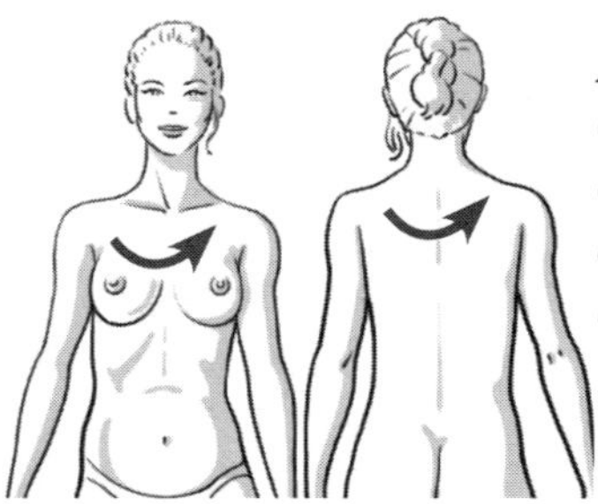

À appliquer
- HE **arbre à thé** 1 goutte
- HE **ravintsara** 1 goutte
- HE **eucalyptus radié** 1 goutte
- HV noisette 3 gouttes

Appliquez sur le thorax et le haut du dos, 3 fois par jour pendant 10 jours.

Ou (si forte toux)

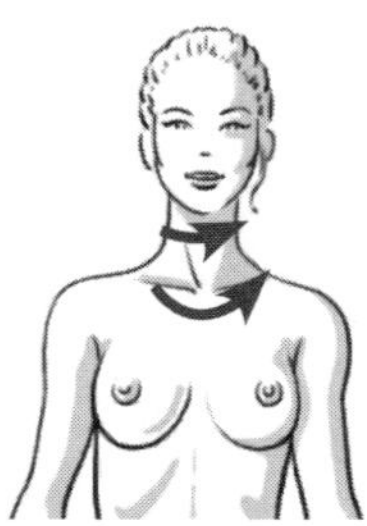

- HE **eucalyptus radié** 2 gouttes
- HE **thym à thujanol** 2 gouttes
- HE **laurier noble** 2 gouttes
- HV noisette 10 gouttes

Appliquez sur les bronches, et sur la gorge en cas de trachéite, 3 fois par jour pendant 10 jours.

+

À diffuser
- HE **pin sylvestre**
- HE **ravintsara**

} à parts égales

Diffusez 10 minutes, 3 à 4 fois par jour.

+

À avaler (à partir du 4e mois de grossesse)

- HE **ravintsara** 1 goutte
- HE **eucalyptus radié** 1 goutte

Posez sur un comprimé neutre ou 1 cuillère à café de miel, puis laissez fondre en bouche, 3 fois par jour pendant 5 jours.

Ou (exclusivement si problème infectieux majeur seulement)

- HE **origan** 2 gouttes

Avalez 2 gouttes (sur comprimé neutre), 3 fois par jour pendant 10 jours.

Mes conseils en +

Tisane antibronchite. Buvez des tisanes d'eucalyptus, thym, réglisse (mélange à parts égales). Pour chaque tisane, versez 1 cuillère à café du mélange de plantes dans une tasse, recouvrez d'eau frémissante. Laissez infuser 10 minutes. Filtrez. Sucrez au miel de thym. Buvez 2 tasses par jour.

Tisane spéciale « stop-toux ». Buvez des tisanes de guimauve, eucalyptus, thym, réglisse (mélange à parts égales). Pour chaque tisane, versez 1 cuillère à café du mélange de plantes dans une tasse, recouvrez d'eau frémissante. Laissez infuser 10 minutes. Filtrez. Sucrez au miel de thym. Buvez 2 à 3 tasses par jour

Prenez de l'homéopathie (antitoux) : Ipeca 5 CH et *Coccus cactis* 5 CH, 3 granules de chaque 3 fois par jour.

EPS pour renforcer l'immunité. Versez 1 cuillère à café d'EPS d'échinacée dans un verre d'eau. Buvez par petites gorgées, 2 fois par jour pendant 10 jours.

Brûlure (légère et moyenne)

Du coup de soleil en été au tison de cheminée en hiver, en passant par le barbecue au printemps et la main posée sur le four brûlant à l'automne, il n'y a pas de saison pour les brûlures, dont la gamme de variétés est hélas fort étendue. Si vous convoquez immédiatement votre lavande aspic, la vilaine marque cutanée n'apparaîtra peut-être même pas !

À appliquer

- HE **lavande aspic** 2 gouttes

Appliquez tous les quarts d'heure pendant 1 heure.

Puis

Si brûlure sur une petite surface. Appliquez 2 gouttes pures, 3 fois par jour pendant 5 jours.

Si brûlure sur une plus grande surface. Versez 4 gouttes d'HE de lavande aspic dans 1 cuillère à café d'HV de millepertuis, et appliquez à la même fréquence.

Mes conseils en +

Premier réflexe. Après toute brûlure, le premier geste est de refroidir immédiatement la zone atteinte en la passant sous l'eau froide pendant 5 à 10 minutes (selon l'importance de l'accident), ou en appliquant des compresses fraîches. L'objectif est d'empêcher la brûlure de poursuivre son œuvre en profondeur. Ensuite seulement, appliquez votre huile essentielle.

Pas de mélange ! N'appliquez rien d'autre que votre lavande aspic : pas d'antiseptique ou autre produit quel qu'il soit.

Pour accélérer la cicatrisation (brûlure importante). Versez sur la brûlure le contenu d'une ampoule de zinc (Granions ou Oligosol), 2 fois par jour pendant 8 jours.

Candidose vaginale

La mycose vaginale touchera au moins 7 femmes sur 10 au cours de la vie, il est donc difficile d'y échapper. Tout spécialement pendant la grossesse, puisque les modifications hormonales (œstrogènes, progestérone) perturbent l'immunité locale, les sécrétions, le pH (équilibre acido-basique) et même la texture des parois vaginales, vous rendant plus vulnérable aux champignons microscopiques. Ce n'est pas grave, ni pour vous ni pour le bébé, mais gênant car ça démange...

ATTENTION !

- Consultation médicale obligatoire.
- Formule aux huiles essentielles à la pharmacie exclusivement (ovules).

Voie vaginale (à partir du 4e mois de grossesse)

Commandez cette formule à l'officine

HE *thymus vulgaris ct linalol* (thym à linalol)	75 mg
HE *melaleuca alternifolia* (arbre à thé)	75 mg
HE *laurus nobilis* (laurier noble)	30 mg
◊ Excipient witepsol pour 1 suppositoire-ovule n° 40	

Insérez 1 ovule dans le vagin matin et soir, pendant 10 jours. Arrêtez 1 semaine. Recommencez pendant 10 jours.

À appliquer

- HE **géranium rosat** 1 goutte
- HE **laurier noble** 1 goutte
- HE **arbre à thé** 1 goutte
- HV jojoba 5 gouttes

Appliquez sur les lèvres du vagin matin et soir, après la toilette pendant 10 jours.

À avaler (à partir du 4e mois de grossesse)
- HE **laurier noble** 1 goutte
- HE **arbre à thé** 1 goutte

Versez sur un comprimé neutre et laissez fondre en bouche 3 fois par jour pendant 10 jours.

Mes conseils en +

Faites votre toilette intime avec un savon alcalin au pH adapté.

Prenez des probiotiques « spécial candidoses ». 1 sachet ou 1 gélule par jour pendant 2 mois minimum (voire durant toute la grossesse), par voie orale + insérez des ovules ou des tampons aux probiotiques (en pharmacie) 2 à 3 fois par semaine.

Prenez des plantes : alchemille + échinacée, soit en tisane (2 tasses/jour), soit en teinture mère (40 gouttes 2 fois par jour dans un verre d'eau), soit en EPS (1 cuillère à café dans de l'eau, 2 fois par jour), pendant 20 jours.

Buvez 30 gouttes d'extrait de pépins de pamplemousse, 3 fois par jour, pendant 20 jours.

En fin de 3e trimestre, la situation se complique un peu car mieux vaut éviter de contaminer le bébé pendant l'accouchement. Vérifiez avec votre médecin que la mycose a bien disparu.

Prenez de l'homéopathie : Candida albicans 9 CH, 2 granules 3 fois par jour.

Évitez les déodorants intimes, serviettes protectrices quotidiennes et autres poudres désodorisantes. Toutes les poudres sont d'ailleurs à bannir, car elles contiennent de l'amidon, parfaite nourriture pour les germes des mycoses.

Mes conseils en + *(suite)*

Prenez de l'homéopathie : Hepar sulfur 5 CH, 2 granules 3 fois par jour pendant 10 jours.

Oméga 3 anti-inflammatoires. Prenez des capsules d'oméga 3, 6, 9 à raison de 3 grammes par jour.

Conjonctivite et orgelet

La conjonctivite est une inflammation de la conjonctive, membrane transparente qui protège l'œil. Elle se traduit par un œil rouge et irrité, comme si l'on avait des grains de sable dedans. L'orgelet, lui, est un petit furoncle installé à la base de la paupière. Causé par une bactérie, généralement un staphylocoque doré, il « tire », fait mal et promet des réveils « yeux collés » classiques.

ATTENTION !

- Jamais d'huile essentielle dans les yeux ni à proximité ! La formule ci-dessous est à base d'hydrolats et non d'huiles essentielles !

À appliquer
Dans un flacon de 150 ml, mélangez :
- HA camomille 50 ml
- HA bleuet 50 ml
- HA laurier 50 ml

Faites des bains d'yeux avec un peu de ce mélange, 2 à 3 fois par jour. La bonne dose : remplissez le bouchon de mélange d'hydrolats et videz son contenu dans l'œil grand ouvert. Appliquez sur les paupières des compresses imbibées de cette formule 3 à 5 fois par jour.

Mes conseils en +

Protégez bien vos yeux, surtout s'il y a beaucoup de vent, vecteur classique de la conjonctivite. Les lunettes avec protection sur le côté sont conseillées (comme celles de ski pour aller sur les glaciers).

Un orgelet est banal. S'il revient régulièrement, il y a un problème : soit votre immunité est faible, soit vous ne respectez pas les consignes d'hygiène de base (lavage de mains avant et après la pose de lentilles ou l'utilisation de maquillage, produits cosmétiques de mauvaise qualité...).

Constipation

Il s'agit d'un problème courant pendant la grossesse, car la progestérone (une hormone) retentit sur le travail des fibres musculaires comme si elle les « ramollissait », y compris celles liées au transit intestinal. En plus, le poids du bébé empêche les contractions intestinales de bien faire leur travail. Ne prenez pas ce problème à la légère car la constipation favorise différents petits maux ennuyeux, comme un mal-être, des petits boutons, mais surtout des hémorroïdes. Pendant la grossesse, la constipation s'accompagne généralement de ballonnements, en raison d'une paresse digestive générale.

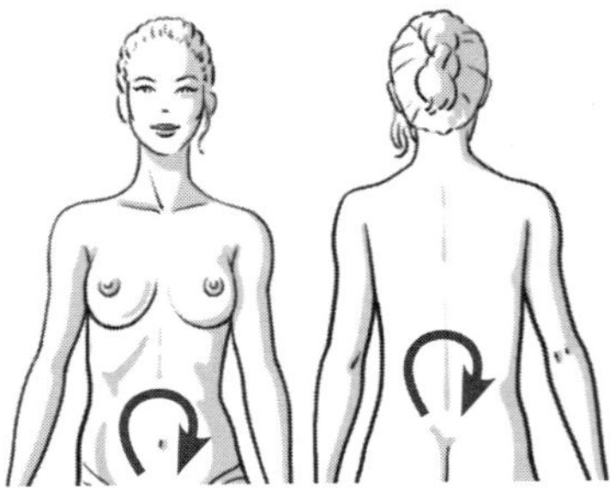

À appliquer
- HE **gingembre** 3 gouttes
- HV noisette 3 gouttes

Appliquez sur le bas du dos et le ventre en massages circulaires, matin et soir.

À avaler (à partir du 4e mois de grossesse) – si nécessaire
- HE **gingembre** 1 goutte

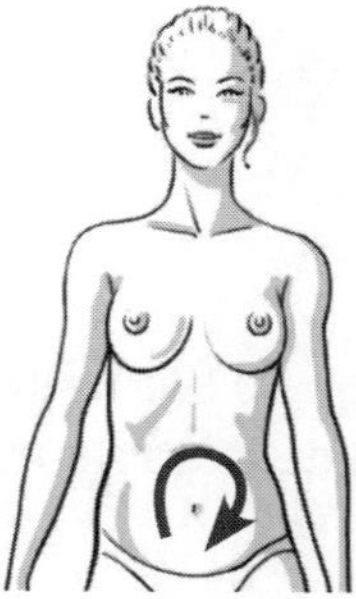

À appliquer

- HE **camomille noble** 2 gouttes
- HE **basilic** 2 gouttes
- HV noisette 4 gouttes

Appliquez lentement cette formule sur le ventre, en massant doucement, 2 à 3 fois voire plus si nécessaire.

À avaler (à partir du 4e mois de grossesse) – en cas de crise violente

- HE **camomille** 1 goutte
- HE **basilic** 1 goutte

Versez dans une petite cuillère à café d'huile d'olive, puis laissez fondre en bouche 3 fois par jour, pendant 1 jour ou 2 maximum.

Mes conseils en +

Revoyez votre hygiène de vie, surtout alimentaire. Dans la majorité des cas, le problème vient de là : repas anarchiques ou consommation d'aliments mal digérés (lait, protéines…).

Le stress est un grand pourvoyeur de coliques. Si votre grossesse vous angoisse, le stress peut être à l'origine de vos troubles.

Attention : une colique très violente qui apparaît brusquement et ne cède pas rapidement nécessite une consultation en urgence : il peut s'agir d'une appendicite aiguë par exemple.

COLIQUE HÉPATIQUE

La colique hépatique est une complication aiguë de la lithiase biliaire. Autrement dit, c'est une « crise de calcul ». La grossesse peut favoriser sa survenue (également plus susceptible de se produire en période de post-partum), surtout si vous êtes en surpoids.

À appliquer – en cas de crise

- HE **camomille noble** 2 gouttes
- HE **basilic** 2 gouttes
- HV noisette 4 gouttes

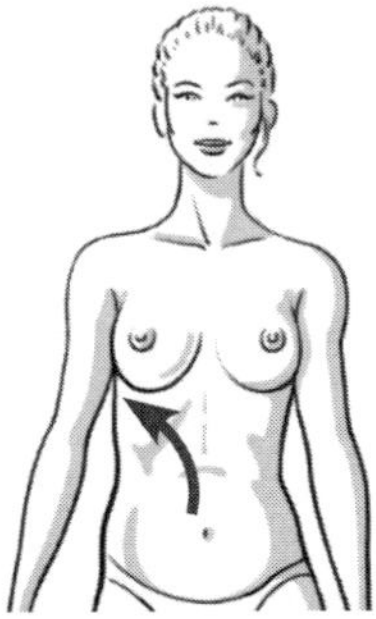

Appliquez en massage sur la région du foie toutes les 15 minutes jusqu'à cessation de la douleur.

Mes conseils en +

Entretien/prévention (très important !). Prenez de l'EPS de Chrysanthellum americanum. Versez 1 cuillère à café d'EPS dans un verre d'eau, buvez 2 fois par jour en cures de 5 jours.

Si vous avez commencé votre grossesse en ayant déjà des kilos en trop, ce n'est évidemment pas le moment de débuter un régime minceur. Mais soyez très vigilante et contrôlez au maximum votre assiette, car votre surpoids augmente le risque de faire une colique hépatique, voire une pancréatite aiguë. Donc, pas de régime minceur, mais des menus calibrés, notamment en matières grasses. *Voir « Surpoids » (p. 230).*

La grossesse augmente le taux de cholestérol biliaire, à l'origine précisément des coliques hépatiques. Encore une fois, attention à votre alimentation, réduisez les graisses (surtout celles de la viande, des sauces, des produits laitiers, du fromage), favorisez les huiles d'olive, de colza ou de noix. Attention à ne pas tomber non plus dans l'excès du régime « sans gras du tout », encore hélas trop fréquemment conseillé : il peut provoquer l'inverse du but recherché. Soyez attentive à vos réactions, mangez simplement « mieux » mais sans trop vous restreindre, car il s'agit de garder le cap jusqu'à la fin de la grossesse.

Colique néphrétique (« crise de calculs rénaux »)

La lithiase urinaire n'est pas rare chez la femme enceinte, avec le risque classique de faire une colique néphrétique. Les douleurs sont très, très intenses, aussi, mieux vaut tout faire pour les éviter, surtout si vous êtes déjà habituellement sujette à ce type de trouble urinaire. Heureusement, en cas de crise, l'huile essentielle de basilic, antispasmodique et antidouleur, vous apaisera en attendant l'intervention obligatoire du médecin. Mais elle ne soignera pas votre lithiase !

À appliquer

- HE **basilic** 2 x 3 gouttes

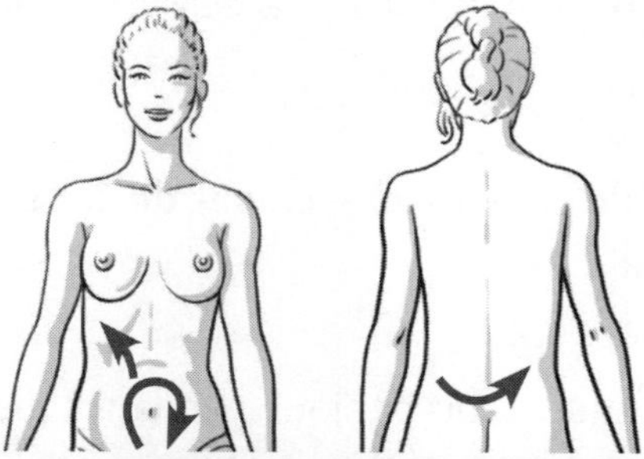

Appliquez au niveau des reins, du foie et des intestins, toutes les 10 minutes jusqu'à l'arrivée du médecin (puis en plus du traitement qu'il vous prescrit).

Mes conseils en +

Tisane anti-calculs rénaux. Buvez des tisanes d'aubier de tilleul, à raison de 1 litre/jour en cure de 20 jours en période « critique ». Faites une cure de temps à autre dans l'année. Ajoutez un filet de jus de citron dans chaque tasse.

Revoyez votre alimentation, et surtout ce que vous buvez. Il est absolument impératif de boire beaucoup, beaucoup d'eau. Surtout s'il fait chaud ou que vous travaillez/vivez en milieu climatisé, particulièrement déshydratant.

Colite

Voir aussi « Spasmes digestifs » (p. 227).

Le côlon est irritable, enflammé. Ce n'est pas grave mais ça fait MAL.

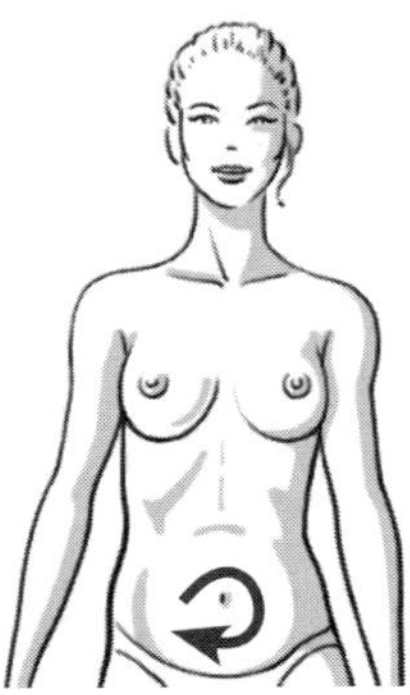

À appliquer

- HE **camomille noble** 1 goutte
- HE **basilic** 2 gouttes
- HV noisette 5 gouttes

Massez le ventre lentement, avec cette préparation, en dessinant des cercles dans le sens des aiguilles d'une montre. Répétez autant de fois que nécessaire jusqu'à cessation des douleurs.

À avaler (à partir du 4e mois de grossesse) – en cas de crise violente

- HE **basilic** 1 goutte

Déposez directement sous la langue, 2 fois par jour, pendant 1 jour ou 2 maximum (pas d'utilisation prolongée).

Mes conseils en +

Probiotiques apaisants. Prenez des probiotiques « spécial intestin irritable » une fois par jour.

Oméga 3 anti-inflammatoires. Prenez 3 capsules par jour. Arrêtez-les environ 3 semaines avant le terme (fluidifiants sanguins, ils augmenteraient les risques d'hémorragie pendant l'accouchement).

Eau argileuse anticolite. Le soir, préparez un verre d'eau argileuse (1 cuillère à café d'argile en poudre + eau). Mélangez bien. Laissez reposer toute la nuit et le lendemain matin, buvez l'eau qui surnage (ne consommez pas l'argile elle-même).

CONCENTRATION

Certaines situations ou activités de la vie courante imposent un niveau élevé de concentration. C'est le cas lorsqu'on prépare un examen ou, tout simplement, que l'on conduit. Certaines huiles essentielles favorisent la concentration. Pendant la grossesse, vous pouvez utiliser le citron sans risques. Profitez-en !

Conduite automobile

À diffuser en voiture
- HE **citron**

Branchez un petit diffuseur d'automobile sur votre allume-cigare. Diffusez pendant 5 minutes toutes les heures.

À avaler (voie perlinguale)
- HE **citron** 1 goutte

Posez 1 goutte d'HE de citron sous la langue toutes les 2 heures. Nettement plus approprié que le café ou les boissons stimulantes, fortement déconseillées pendant la grossesse.

Préparation aux examens

À diffuser
- HE **citron**

Diffusez 3 fois 10 minutes dans la journée.

Mon conseil en +

Sommeil suffisant obligatoire. Rien ne remplace le sommeil de bonne qualité. Pour être concentrée la journée, il faut dormir la nuit. L'huile essentielle de citron ne vous aidera pas si, par ailleurs, vous ne respectez pas ce besoin fondamental de votre cerveau.

Congestion mammaire (pendant l'allaitement)

L'allaitement n'est hélas pas toujours une partie de plaisir... Heureusement, le duo redouté « œdème + inflammation » cède face à cette formule aroma efficace et bien évidemment sans danger, ni pour le fœtus (prévention), ni pour le bébé une fois né...

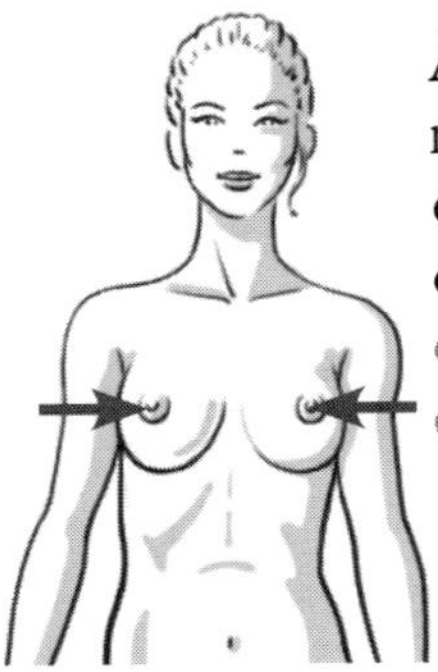

À appliquer en prévention (1 mois avant la naissance)

- HE **camomille** 5 gouttes
- HE **géranium** 5 gouttes
- HV calendula ½ cuillère à café
- HV germe de blé ½ cuillère à café

Massez les mamelons 1 fois par jour avec ce mélange.

À appliquer en traitement

- HE **ciste ladanifère** 1 goutte
- HE **arbre à thé** 1 goutte
- HE **lavande aspic** 1 goutte
- HE **géranium** 1 goutte
- HV millepertuis 5 gouttes (ou gel d'aloe vera, ½ cuillère à café)

Appliquez sur les mamelons après chaque tétée **ou** imbibez une compresse à glisser dans le soutien-gorge et renouvelez toutes les 4 heures. Avant la tétée suivante, passez sur les mamelons de l'huile d'olive ou de colza puis essuyez soigneusement.

Mes conseils en +

Apaisement en douceur. Appliquez des compresses d'hydrolat (HA) de camomille ou de lavande vraie. Tamponnez doucement. Renouvelez 4 à 6 fois par jour.

Mes conseils en + *(suite)*

Prenez de l'homéopathie : Hepar sulfur 5 CH, 2 granules 3 fois par jour pendant 10 jours.

Oméga 3 anti-inflammatoires. Prenez des capsules d'oméga 3, 6, 9 à raison de 3 grammes par jour.

Conjonctivite et orgelet

La conjonctivite est une inflammation de la conjonctive, membrane transparente qui protège l'œil. Elle se traduit par un œil rouge et irrité, comme si l'on avait des grains de sable dedans. L'orgelet, lui, est un petit furoncle installé à la base de la paupière. Causé par une bactérie, généralement un staphylocoque doré, il « tire », fait mal et promet des réveils « yeux collés » classiques.

ATTENTION !

- Jamais d'huile essentielle dans les yeux ni à proximité ! La formule ci-dessous est à base d'hydrolats et non d'huiles essentielles !

À appliquer

Dans un flacon de 150 ml, mélangez :

- HA camomille 50 ml
- HA bleuet 50 ml
- HA laurier 50 ml

Faites des bains d'yeux avec un peu de ce mélange, 2 à 3 fois par jour. La bonne dose : remplissez le bouchon de mélange d'hydrolats et videz son contenu dans l'œil grand ouvert. Appliquez sur les paupières des compresses imbibées de cette formule 3 à 5 fois par jour.

conseils en +

Protégez bien vos yeux, surtout s'il y a beaucoup de vent, vecteur classique de la conjonctivite. Les lunettes avec protection sur le côté sont conseillées (comme celles de ski pour aller sur les glaciers).

Un orgelet est banal. S'il revient régulièrement, il y a un problème : soit votre immunité est faible, soit vous ne respectez pas les consignes d'hygiène de base (lavage de mains avant et après la pose de lentilles ou l'utilisation de maquillage, produits cosmétiques de mauvaise qualité...).

CONSTIPATION

Il s'agit d'un problème courant pendant la grossesse, car la progestérone (une hormone) retentit sur le travail des fibres musculaires comme si elle les « ramollissait », y compris celles liées au transit intestinal. En plus, le poids du bébé empêche les contractions intestinales de bien faire leur travail. Ne prenez pas ce problème à la légère car la constipation favorise différents petits maux ennuyeux, comme un mal-être, des petits boutons, mais surtout des hémorroïdes. Pendant la grossesse, la constipation s'accompagne généralement de ballonnements, en raison d'une paresse digestive générale.

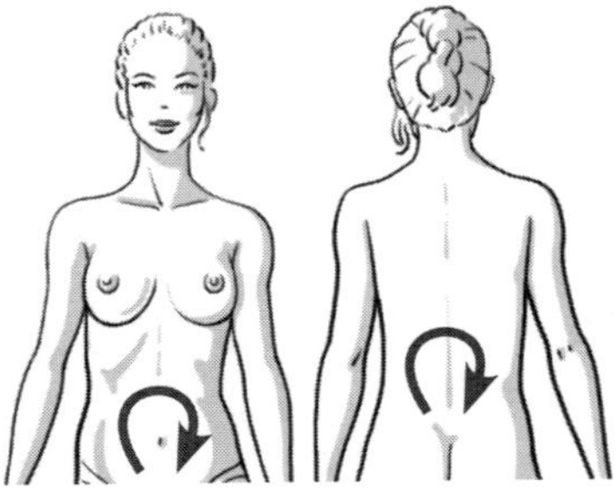

À appliquer
- HE **gingembre** 3 gouttes
- HV noisette 3 gouttes

Appliquez sur le bas du dos et le ventre en massages circulaires, matin et soir.

À avaler (à partir du 4e mois de grossesse) – si nécessaire
- HE **gingembre** 1 goutte

Versez sur un comprimé neutre et laissez fondre sous la langue, 1 à 3 fois par jour pendant 2 ou 3 jours, puis 1 fois par jour pendant 1 semaine si le problème revient.

Mes conseils en +

- *Tisane « spécial transit »*. Buvez des tisanes de fleurs de mauve, racines de pissenlit et feuilles de verveine (mélange à parts égales). Versez 1 cuillère à café du mélange de plantes dans 25 cl d'eau, portez à ébullition, laissez bouillir 2 minutes puis coupez le feu. Laissez encore infuser 10 minutes, puis filtrez et versez dans la tasse. Buvez 2 à 3 tasses par jour.

  Ou

  Versez 1 cuillère à soupe rase de psyllium dans un grand bol, couvrez d'eau et laissez gonfler. Buvez le soir au dîner.

  Attention : **ne remplacez pas ces plantes par de la bourdaine ou du séné, certes elles aussi anticonstipation, mais contre-indiquées chez la femme enceinte.**

- *Prenez de l'homéopathie : Alumina* 5 CH, 2 granules 3 fois par jour.
- N'oubliez pas les conseils élémentaires d'hygiène de vie :
  - Buvez chaque matin un verre d'eau fraîche à jeun.
  - Buvez suffisamment d'eau dans la journée, soit environ 8 verres (ou équivalent : soupe, jus…).
  - Consommez à chaque repas des céréales complètes (pain, farine, riz, pâtes…) et des légumineuses (lentilles, pois chiches, haricots secs…).
  - Misez sur les légumes verts les plus riches en fibres, comme le poireau, le salsifis…
  - Chaque jour, consommez quelques fruits secs riches en fibres, comme les figues ou les pruneaux.
  - Faites quotidiennement de l'exercice : marchez une heure, à votre rythme bien sûr et si votre médecin ne vous l'a pas déconseillé (selon votre état), c'est le minimum.

Coup de soleil

C'est une véritable brûlure, elle doit donc être traitée comme telle car la peau est abîmée et risque donc de laisser pénétrer des microbes. Et puis, cela fait mal, c'est inconfortable, parfois au point d'empêcher de dormir…

À appliquer

- HE **lavande aspic** 5 gouttes
- HV millepertuis ½ cuillère à café

Appliquez 5 à 6 fois ce mélange le jour J. Plus vous réagissez vite, plus l'apaisement sera rapide et moins les conséquences du coup de soleil seront importantes, ne serait-ce que sur la qualité de votre bronzage.

Mon conseil en +

Restaurez la peau grâce à l'aloe vera. Appliquez matin et soir, après la toilette, une large quantité de crème à l'aloe vera sur la zone concernée. Elle accélérera la restauration du tissu cutané.

Coupe-faim

Pas question de commencer un régime minceur pendant votre grossesse ni votre allaitement. Ce n'est pas du tout le propos de cette page. En revanche, il est important de limiter les apports alimentaires dans un cadre raisonnable, pour éviter une prise de poids excessive d'une part et garder le contrôle de sa glycémie (taux de sucre sanguin) d'autre part.

À respirer

- HE **petit grain bigaradier** 1 goutte
- HE **ylang-ylang** 1 goutte
- HV noisette 2 gouttes

Appliquez sur la face interne des poignets et inhalez profondément chaque fois que nécessaire.

Ou

Respirez directement les flacons d'HE ouverts.

À avaler (à partir du 4e mois de grossesse)
- HE **petit grain bigaradier** 1 goutte
- HE **camomille** 1 goutte

Versez sur un comprimé neutre et laissez fondre sous la langue, 4 fois par jour.

Mon conseil en +

Tisane coupe-faim spécial « grossesse ». Buvez des tisanes d'écorce de cannelle et écorce de citron bio (mélange à parts égales). Pour chaque tisane, versez 1 cuillère à café du mélange de plantes dans une casserole d'eau, portez à ébullition, laissez bouillir 5 minutes puis coupez le feu. Laissez infuser encore 5 minutes, puis filtrez et versez dans la tasse. Ajoutez 1 cuillère à café d'agar-agar dans l'infusion bien chaude à 80° C (facultatif) et buvez immédiatement. Avalez 2 à 3 tasses par jour pendant quelques jours.

Couperose

La couperose correspond à une dilatation visible (et hélas parfois permanente) des petits vaisseaux du visage. Très fréquente, elle concerne surtout les femmes dont la peau fine, claire et fragile, est le terrain d'expression favori des troubles circulatoires. La grossesse accentue le risque de couperose en raison d'une imprégnation hormonale forte de la peau, responsable d'une certaine fragilité capillaire. Après l'accouchement, tout devrait rentrer dans l'ordre, mais d'ici là…

À appliquer

- HE **hélichryse** 1 goutte

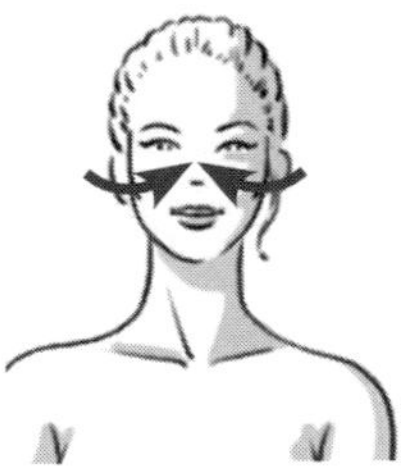

Appliquez localement, matin et soir, sur les zones concernées durant 4 à 5 jours.

+

Mélangez 1 autre goutte à votre dose de crème de jour + 1 goutte à votre dose de crème de nuit avant de l'étaler sur votre visage de façon régulière.

Mes conseils en +

Tisane couperose. Buvez des tisanes de mélilot, hamamélis et mélisse (mélange à parts égales). Pour chaque tisane, versez 1 cuillère à café du mélange de plantes dans une tasse, couvrez d'eau frémissante. Laissez infuser 10 minutes, puis filtrez. Buvez 2 tasses par jour en cures de 20 jours.

Protégez votre visage des aléas climatiques : froid, vent et soleil ne lui veulent rien de bon. Privilégiez les climats « tempérés » et appliquez chaque matin une crème de jour « cocon » sur votre visage.

Le pH de la peau est plus acide pendant la grossesse. D'où des petits « soucis » de maquillage (qui ne tient pas), de peau (qui brille), de boutons, de zones sèches… C'est la vie.

Coupure

Accident de rasage (jambes...), de papier, de vélo, d'agrafe... Les coupures font partie des petits incidents du quotidien, énervants, irritants et parfois carrément douloureux. Quitte à apaiser instantanément la douleur grâce aux huiles essentielles, autant éviter que la coupure ne s'infecte : les huiles s'y emploient également avec génie.

À appliquer
- HE **géranium rosat** 1 goutte
- HE **lavande vraie** 1 goutte

Appliquez vos huiles essentielles pures (ou diluées dans un petit peu d'alcool), directement sur la coupure, 3 fois en 24 heures, jusqu'à ce qu'elle soit bien refermée et cicatrise.

Mon conseil en +

Réflexe de base. Comme pour les blessures, pensez à nettoyer la coupure à l'eau et au savon, même si l'entaille est faite par un objet a priori propre, comme une feuille de papier (classique).

Crampe musculaire

Et aussi : Contractures, courbatures, torticolis

Les crampes sont très courantes au 2e trimestre de grossesse, car c'est le moment où le bébé « pompe » du calcium et du magnésium à sa maman pour fabriquer son squelette. Renforcer ses apports en ces deux minéraux est indispensable (*voir « Mes conseils en* **+** »), mais l'aroma est aussi là pour lever la douleur et dénouer les muscles.

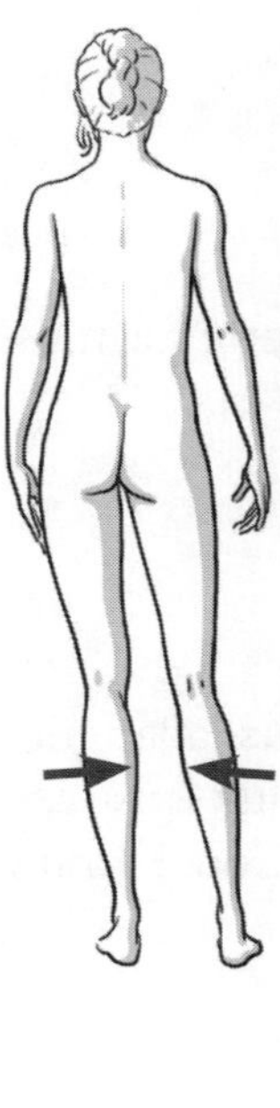

À appliquer
- HE **eucalyptus citronné** 1 goutte
- HE **lavande vraie** 1 goutte
- HE **basilic** 1 goutte
- HV noisette 3 gouttes

Massez localement, perpendiculairement au muscle meurtri, 3 à 5 fois par jour, pendant 1 jour ou 2. Chauffez le muscle le plus longtemps possible entre vos mains.

Mes conseils en +

- *Magnésium marin + vitamine B6.* Avalez 1 comprimé 2 fois par jour pendant 2 mois.
- *Plasma de Quinton hypertonique.* Avalez 2 ampoules pures le matin + 2 ampoules en début d'après-midi. Faites une cure d'une semaine.
- *Prenez de l'homéopathie : Cuprum met* 5 CH, 2 granules 3 fois par jour.

Crohn (et rectocolite hémorragique)

La maladie de Crohn et la rectocolite hémorragique sont deux pathologies chroniques inflammatoires de l'intestin. Lors des crises, les symptômes sont principalement des douleurs plus ou moins importantes et des diarrhées, parfois multiples dans la journée. Résultat : un déséquilibre permanent de la flore intestinale, qui lui-même aggrave l'inflammation. En retour, cette dernière déséquilibre la flore… Un cercle vicieux qu'il convient de briser pour améliorer le confort de vie. Ici, les huiles essentielles et les oméga 3 soulagent les spasmes douloureux. Ouf !

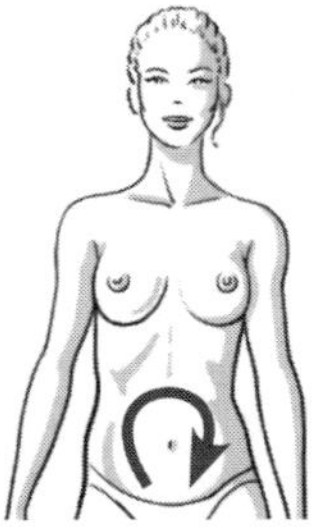

À appliquer
- HE **basilic** 2 gouttes
- HV noisette 2 gouttes

Massez le ventre 2 fois par jour avec cette formule express.

À avaler (à partir du 4e mois de grossesse)
- HE **basilic** 1 goutte

Versez sur un comprimé neutre et laissez fondre sous la langue, 2 fois par jour. Cette prise par voie orale est réservée aux épisodes d'inflammation très forte, et doit être limitée à 2 ou 3 jours maximum.

Mes conseils en +

Mangez des oméga 3. Augmentez votre consommation d'aliments riches en oméga 3 : poissons gras, huiles de noix, de colza, de caméline, de lin. Et prenez-en en compléments nutritionnels : 3 capsules le matin et 3 capsules le soir jusqu'à amélioration, puis 3 le soir constamment. Arrêtez complètement les oméga 3 environ 3 semaines avant le terme (fluidifiants sanguins, ils aggraveraient les risques d'hémorragie pendant l'accouchement).

Supprimez la consommation de produits laitiers. Peut-être les digérez-vous difficilement, ce qui rajoute des douleurs abdominales inutiles. Pensez aux probiotiques pour rééquilibrer votre flore intestinale, à prendre en continu.

Cystite

Encore un grand classique des femmes en général, hélas. Et les futures mamans ne sont pas épargnées, malheureusement. Dès que vous ressentez des brûlures en urinant, et surtout si vous avez de la fièvre, agissez très vite : des colibacilles et des entérocoques enflamment votre vessie, il est impératif d'éviter que l'infection gagne les reins. Les cystites sont favorisées, notamment en fin de deuxième trimestre, par d'abondantes sécrétions vaginales, parfaitement normales, elles.

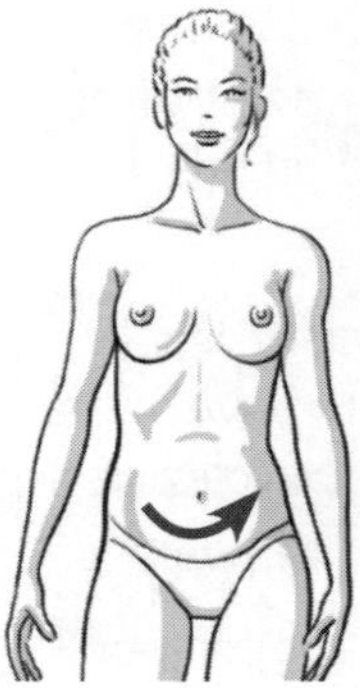

À appliquer

- HE **thym à thujanol** 2 gouttes
- HE **arbre à thé** 2 gouttes
- HE **basilic** 2 gouttes
- HV noisette 6 gouttes

Massez le bas-ventre avec cette formule express, 4 fois par jour pendant 4 à 6 jours.

À avaler (à partir du 4e mois de grossesse) – en cure courte exclusivement !

- HE **origan compact** 1 goutte
- HE **basilic** 1 goutte
- HV olive ½ cuillère à café

Avalez 3 fois par jour, pendant 5 jours.

Ou

Commandez ces gélules gastrorésistantes à l'officine

HE *cinnamomum zeylanicum* (cannelle de Ceylan écorce)	25 mg
HE *origanum compactum* (origan compact)	25 mg
HE *ocimum basilicum* (basilic français)	25 mg
◊ Excipient qsp 1 gélule n° 30	

Avalez 1 gélule, 3 fois par jour, au cours des repas, pendant 5 à 10 jours maximum.

Mes conseils en +

Tisane confort urinaire. Buvez des tisanes de busserole, bruyère, mélisse, réglisse (mélange à parts égales). Pour chaque tisane, versez 1 cuillère à café du mélange de plantes dans une tasse, couvrez d'eau frémissante. Laissez infuser 10 minutes, puis filtrez. Buvez 3 tasses par jour pendant 6 à 8 jours.

Ne confondez pas cystites (infectieuses) avec petites fuites urinaires, normales à partir du 5e mois de grossesse en raison d'un relâchement du périnée.

En traitement d'entretien, pour prévenir les rechutes, versez 1 cuillère à café d'EPS de canneberge dans un verre d'eau. Buvez par petites gorgées, 2 fois par jour pendant 10 jours. Renouvelez dès que vous sentez la crise s'annoncer.

Prenez de l'homéopathie : Cantharis 5 CH, 2 granules 3 fois par jour.

ATTENTION !

Consultation médicale obligatoire si pas d'amélioration très rapide.

Dartre

Le mot « dartre » est un peu ancien, mais nettement plus facile à retenir que le terme médical précis : parakératose pithyriasiforme ! Quel que soit le niveau de vocabulaire employé, nous parlons bien de ces petites plaques de peau qui desquament, généralement sur le visage ou les bras. L'élément déclencheur de cette dermatose sans gravité peut être aussi bien un microbe qu'un champignon (mycose) ou qu'une agression climatique (suite de coup de soleil ou froid mordant).

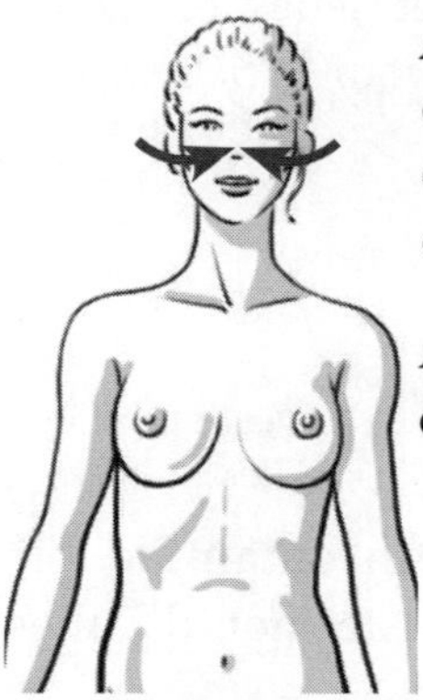

À appliquer

- HE **géranium rosat** 2 gouttes
- HV rose musquée 1 goutte
- HV bourrache 1 goutte

Appliquez localement, matin et soir, jusqu'à disparition des dartres.

Mes conseils en +

L'idéal est de prévenir : hydratation optimale et permanente de la peau, soins quotidiens adaptés.

En hiver, tartinez-vous le visage de cold-cream avant de sortir, afin d'insérer un film protecteur entre le froid et votre épiderme fragile.

Démangeaisons (et prurigo de grossesse)

Des démangeaisons « non identifiées » peuvent trahir une allergie classique *(voir « Eczéma » p. 150, « Urticaire » p. 237...)* ou un prurigo de grossesse (« eczéma de grossesse »). Ce dernier se déclare théoriquement à partir de la 25e semaine de grossesse et disparaît après l'accouchement, mais en pratique, certaines femmes présentent les symptômes bien avant, et parfois bien après l'accouchement. Les plaques démangent beaucoup pour ne pas dire énormément, et sont difficilement compatibles avec une vie quotidienne sereine et un sommeil reposant. Une femme enceinte sur 300 souffre de prurigo de grossesse, ce n'est donc pas une affection rare, loin s'en faut. C'est assez difficile à supporter (surtout quand on vous dit qu'il faut prendre votre mal en patience), mais rassurez-vous : contrairement à ce que vous entendrez, il y a bien « quelque chose à faire » grâce aux huiles essentielles, et encore une fois sans aucun risque pour la maman ni pour le bébé.

À appliquer

1) Apaiser avec les hydrolats

- HA camomille
- HA lavande
- HA géranium

}à parts égales

Appliquez à l'aide d'un coton ou d'un linge fin, autant de fois que nécessaire. Attention ! Il s'agit d'hydrolats et non d'huiles essentielles !

\+

2) Traiter avec les huiles essentielles

- HE **lavande vraie** 3 gouttes
- HE **eucalyptus citronné** 3 gouttes
- HE **géranium rosat** 3 gouttes
- HV calendula 5 ml
- HV bourrache 5 ml

Appliquez localement quelques gouttes en différents endroits, 2 à 3 fois par jour.

+

3) Prolonger le soin avec le talc antidémangeaisons

Commandez cette formule à l'officine

♦ HE *lavandula vera* (lavande vraie)	2 g
♦ HE *chamaemelum nobile* (camomille noble)	2 g
♦ HE *pelargonium asperum* (géranium rosat)	1 g
◊ Talc de Venise qsp 100 g (dans une boîte poudreuse)	

Saupoudrez 2 à 4 fois par jour les parties du corps qui démangent.

Mes conseils en +

Spécifique antidémangeaisons. Prenez de l'homéopathie : Urtica urens 5 CH, 2 granules 3 fois par jour jusqu'à amélioration.

Spécifique anti-prurigo de grossesse. Prenez de l'homéopathie : Scabiosa 7 CH, 5 granules 3 fois par jour jusqu'à amélioration.

Très souvent, les femmes enceintes ont « le ventre qui démange ». Cette drôle de sensation est due à la contrainte mécanique exercée sur la peau par le ventre qui gonfle. Elle se concrétise généralement par des vergetures. Plus vous hydraterez la peau de votre ventre, moins vous vous gratterez et moins vous risquerez les vergetures *(voir ce mot p. 239)*.

Les médicaments classiques contre l'eczéma sont fortement déconseillés pendant la grossesse. Par ailleurs, même si certains sont efficaces sur le moment, les femmes sont généralement déçues : à l'arrêt du traitement (habituellement prescrit après la grossesse, d'ailleurs, pas pendant), les symptômes réapparaissent. Et rebelote. L'alternative locale est souvent une application de cortisone (légère), pas toujours efficace. Heureusement les huiles essentielles soulagent, et en plus, traitent.

Mes conseils en + *(suite)*

Hydratez-vous la peau. Attention au desséchement, à l'eau trop calcaire, à la piscine, aux savons agressifs... Inutile d'en rajouter !

Si vous souffrez de démangeaisons intenses sans symptômes apparents (pas de plaques, de boutons, de rougeurs...), il peut s'agir de la conséquence d'un trouble hépatique lié à la grossesse. Reportez-vous à « Détox hépatique » (p. 140) pour des conseils plus appropriés. À savoir : vos démangeaisons devraient disparaître totalement après votre accouchement.

Certaines aides traditionnelles, comme l'application d'huile d'argan ou d'argile verte, peuvent donner de bons résultats, avec amélioration progressive. À voir au cas par cas.

Si vous souffrez de démangeaisons intenses avec des petits boutons (pas des plaques) et des rougeurs, c'est plus probablement de l'urticaire *(voir p. 237).*

DÉPRESSION (ÉPUISEMENT NERVEUX)

Voir aussi « Mummy blues » (p. 203).

Vous avez l'impression d'être « au bout du rouleau »... Ne vous inquiétez pas, vous n'êtes pas la seule. Certaines femmes n'attendent pas la fin de leur grossesse pour démarrer un « baby blues ». Outre votre propre bien-être, soignez-vous pour votre futur bébé : les enfants dont les mamans ont eu des troubles de l'humeur, de l'angoisse ou de l'anxiété pendant leur grossesse sont plus susceptibles de développer, une fois nés, des problèmes de sommeil, d'hyperactivité, etc.

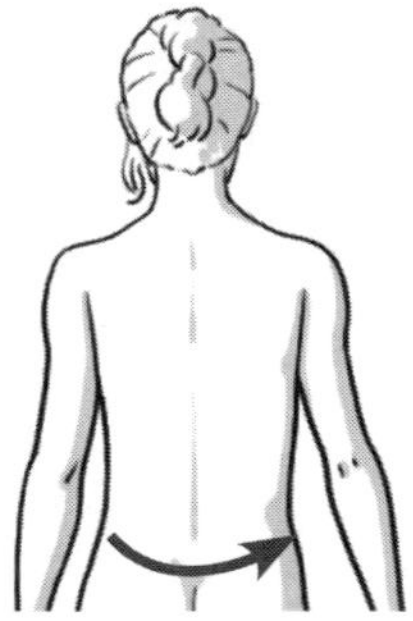

À appliquer
- HE **pin sylvestre** 2 gouttes

Appliquez sur les reins, matin et midi, pendant 3 semaines.

+

À diffuser

- HE **verveine citronnée**

Diffusez 30 minutes en matinée + 30 minutes en soirée.

À avaler

- HE **ravintsara** 2 gouttes

Versez sur un comprimé neutre, un petit sucre ou 1 cuillère à café de miel et laissez fondre en bouche 3 fois par jour pendant 12 jours.

Mes conseils en +

Oméga 3 antidépression. Prenez 9 capsules d'oméga 3 (riches en EPA) par jour, réparties comme suit : 3 le matin + 3 le midi + 3 le soir pendant 20 jours. Puis 6 capsules en 2 prises par jour pendant 10 jours, puis 3 le soir. Arrêtez complètement les oméga 3 environ 3 semaines avant le terme (fluidifiants sanguins, ils augmenteraient les risques d'hémorragie pendant l'accouchement) puis reprenez après l'accouchement.

Magnésium marin pour mieux supporter le stress. Avalez 1 gélule ou 1 ampoule de magnésium marin + vitamine B6 matin et soir.

Tisane antidépression. Buvez des décoctions d'angélique. Mettez 1 pincée pour une tasse d'eau dans la casserole, laissez frémir 2 minutes. Coupez le feu. Laissez encore infuser 10 minutes. Filtrez. Buvez 2 tasses par jour.

Pensez à tout ce qui peut vous faire du bien, sans nuire au bébé : yoga, acupuncture…

DÉPRESSION POST-PARTUM

Pendant la grossesse, un véritable festival hormonal assure le maintien d'une belle humeur. Mais après l'accouchement, patatras ! Les œstrogènes, antidéprime, s'effondrent, la progestérone, lénifiante, aussi. La dépression post-partum se manifeste avec les mêmes symptômes que le baby blues mais un peu plus tard : épuisement, somnolence, envie constante de dormir, crises de larmes, manque de concentration, trous de mémoire, confusion, insomnie. Elle peut durer des mois, voire des années. Là encore, les raisons sont à la fois biologiques (hormonales), psychologiques (« je ne vais jamais y arriver ») et sociales (une nouvelle vie, de nouvelles activités, un emploi du temps et un rapport au monde professionnel différents)...

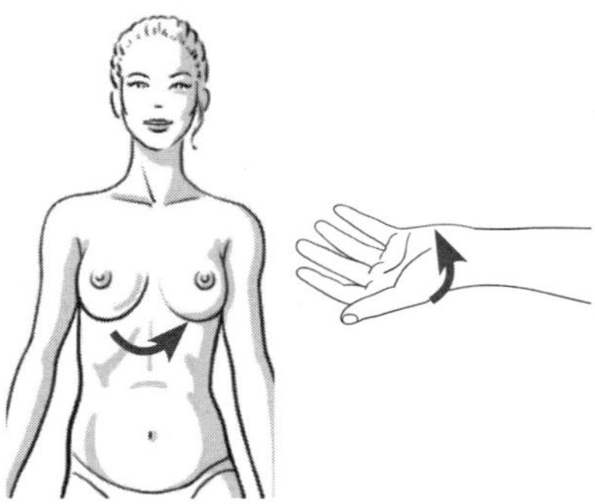

À respirer et à appliquer
- HE **rose de Damas** 1 goutte

Appliquez sur le plexus solaire et la face interne des poignets, et inhalez profondément, 3 fois par jour pendant 15 jours.

Ou

À appliquer en massage
- HE **néroli** 1 ml
- HV noisette 4 ml

Massez le corps (en remontant des pieds vers le cœur) avec quelques gouttes de ce mélange, 2 fois par jour.

+

À respirer
- HE **rose de Damas**

Respirez à même le flacon ouvert, 3 fois par jour pendant 15 jours.

Ou

À diffuser

- HE **verveine citronnée**
- HE **lavande vraie**
- HE **encens**
- HE **bergamote**

(au choix ou en alternance)
Diffusez 10 minutes en matinée + 10 minutes en soirée.

À avaler (voie perlinguale)

- HE **rose de Damas** 1 goutte

Ou

- HE **camomille** 1 goutte

Versez sur un comprimé neutre ou 1 cuillère à café de miel et laissez fondre en bouche 2 fois par jour.

Mes conseils en +

Oméga 3 antidépression. Prenez 3 capsules d'oméga 3 (riches en EPA) le matin + 3 le midi + 3 le soir pendant 8 jours. Puis 3 capsules matin et soir pendant 15 jours. Puis 3 capsules le soir, le temps nécessaire.

EPS pour retrouver la sérénité et le tonus psy. Versez 1 cuillère à café d'EPS de millepertuis/gentiane (mélange à parts égales) dans un verre d'eau, buvez par petites gorgées, 2 fois par jour pendant 10 jours.

Ne négligez aucune approche susceptible de vous faire du bien : l'aromathérapie (en diffusion, en bain, en massage), la phytothérapie (infusions de mélisse, de menthe, de millepertuis), les techniques physiques manuelles (reiki, acupuncture, shiatsu, réflexologie…), les fleurs de Bach, les thérapies cognitives du comportement (psychothérapie)…

DÉTOX HÉPATIQUE

Lors de la mise en route d'une grossesse, il se produit un déferlement de sécrétions hormonales, et pas seulement « féminines ». Par exemple, les glandes surrénales fabriquent plus de cortisol et d'adrénaline, deux hormones chargées de nous adapter aux situations nouvelles. L'épiphyse produit de la mélatonine. Les ovaires et l'hypophyse donnent le tempo via des quantités de progestérone sécrétées et envoyées partout dans le corps pour l'aider à se préparer à la gestation : d'abord l'hormone gonadotrophine chorionique (HCG), sécrétée par le placenta dès la fécondation, puis les œstrogènes et la progestérone, hormones féminines par excellence, dont la fabrication par l'organisme ne cesse d'augmenter durant toute la grossesse, et jusqu'à l'accouchement. Le corps est donc le siège d'une activité hormonale très intense durant 9 mois. Maintenant, intéressons-nous aux coulisses.

Le foie, sentinelle détox vitale

Le foie est un acteur central de l'équilibre hormonal, car il s'occupe d'éliminer toutes ces hormones, chaque jour, après « usage », autrement dit d'évacuer les déchets hormonaux. Il filtre et rejette également, bien sûr, les éléments toxiques du sang. Mieux : il repère les molécules dangereuses susceptibles de passer la barrière placentaire et d'agresser le bébé en gestation ! C'est le premier rempart contre les divers toxiques capables de pénétrer le placenta, son rôle est donc essentiel tout au long de la grossesse. Il faut le soutenir. Les huiles essentielles proposées ici ont une action hépatostimulante : elles prêtent main-forte au foie pour éliminer les molécules indésirables. Mais elles aident aussi à éliminer les déchets d'une manière générale via les reins (urines) et les intestins.

À QUOI SERT LE PLACENTA ?

C'est un organe temporaire, créé à la fois par l'embryon et la maman, qui joue un rôle nutritionnel et protecteur pour le fœtus. Nutritionnel car il apporte les éléments nécessaires au développement du futur bébé. Protecteur car il filtre les éléments toxiques en circulation dans le sang et la lymphe de la mère. Perméable, il n'est cependant pas infaillible, d'où la nécessité de faire très attention à ce que l'on consomme (aliments, boissons, médicaments, huiles essentielles...) pendant la grossesse.

Cure avant et après la grossesse

À avaler

Cette cure est à pratiquer juste avant la conception (souhaitée) et après l'accouchement. Le but est d'éliminer les toxines polluantes autant pour le bébé (avant) que pour la maman (après). Un grand ménage intérieur !

Préparez le mélange suivant dans un flacon de 10 ml :

- HE **menthe poivrée** 3 ml
- HE **romarin à verbénone** 3 ml
- HE **thym à thujanol** 3 ml
- HE **livèche** 1 ml

Versez 2 gouttes de ce mélange + 2 cuillères à café de miel dans ½ litre d'infusion de romarin + boldo. Buvez en 24 heures, en cure de 8 jours.

Cure pendant la grossesse

À avaler

Pour aider le foie dans son travail colossal

- HE **citron** 2 gouttes
- HV olive ½ cuillère à café

Laissez fondre en bouche 3 fois par jour pendant 8 jours. Vous pouvez remplacer l'huile d'olive par un comprimé neutre ou une demi-cuillère à café de miel, à plonger dans une tasse de thé.

+

Buvez des tisanes de romarin (feuilles ou sachet), à raison de 1 cuillère à café de plante par tasse. Laissez infuser 10 minutes. Consommez 2 tasses par jour.

Mes conseils en +

Tous les conseils classiques d'hygiène détox s'appliquent ici : prenez l'air, aérez bien votre maison/bureau ; limitez au maximum l'exposition aux polluants, pesticides ; marchez ; détendez-vous, etc.

Alcool et tabac sont des pollueurs majeurs : tolérance zéro pendant la grossesse, mais cela, vous le savez déjà. Ne respirez pas la fumée des autres.

Attention aux odeurs « fortes » (plastique, colle, bricolage, vêtements de retour du pressing, feu de cheminée, parfumerie...) : toutes sont de « mini-polluants », à éviter dans la mesure du possible.

Diabète

Si vous étiez diabétique avant de tomber enceinte, vous connaissez les consignes et vous les respectez à la lettre, pas de problème. Mais il se peut que vous développiez un diabète pendant la grossesse : c'est le diabète gestationnel. Le risque est que ce diabète – l'incapacité de votre corps à bien « gérer » le sucre – passe inaperçu ou soit détecté très tard. C'est pourquoi, depuis une dizaine d'années, les médecins surveillent le taux de sucre sanguin de toutes les patientes enceintes, diabétiques ou non. Aucune inquiétude : votre médecin va vous « suivre » et ce diabète ne gênera en rien votre grossesse. Cependant il faut rester vigilante, car mal équilibré, il peut mettre en danger l'intégrité du bébé, autrement dit l'exposer à des malformations (nerveuses, cardiaques), à la prématurité ou à un poids excessif, rendant l'accouchement difficile... Par ailleurs, vous, la maman, risquez des complications cardiaques (et d'hypertension) si vous ne traitez pas votre diabète gestationnel.

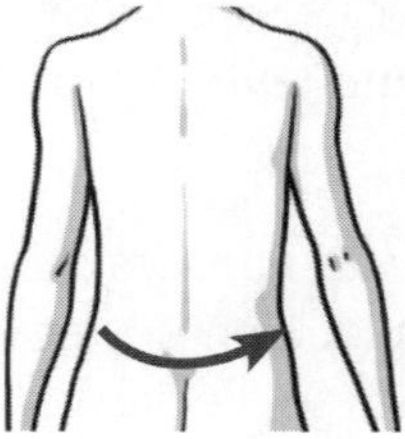

À appliquer
♦ HE **pin sylvestre** 1 goutte

Appliquez sur les reins, matin et midi, pendant 10 jours.

Puis

À avaler (voie perlinguale) (à partir du 4e mois de grossesse)
♦ HE **géranium bourbon** 1 goutte

Versez sur un comprimé neutre et laissez fondre en bouche, matin et soir, les 10 jours suivants.

+

♦ HE **ylang-ylang** 1 goutte

Versez sur un comprimé neutre et laissez fondre en bouche, matin et soir, les 10 derniers jours.

Mes conseils en +

L'hygiène alimentaire est cruciale. Diminuez impérativement la consommation de produits sucrés (biscuits, desserts, sodas), mais aussi d'aliments gras (même « bons ») et trop salés (pizza, charcuteries, produits industriels, plats préparés y compris crudités en barquettes...). Au contraire, augmentez la consommation d'aliments à index glycémique (IG) bas ou modéré (sucres « lents »), les fruits et légumes frais, les légumineuses (légumes secs : lentilles...), les aliments à teneur réduite en matières grasses.

Mes conseils en + *(suite)*

Une activité physique suffisante, évidemment adaptée à votre cas individuel, est indispensable : la marche, la natation douce, le vélo (calme), c'est très bien.

Certains compléments alimentaires, aussi efficaces que sans aucun danger, sont très vivement recommandés : le chrome, les bioflavonoïdes, l'acide alphalipoïque.

Pensez aussi à des « compléments alimentaires » au sens propre du terme, c'est-à-dire à compléter votre alimentation quotidienne avec de la cannelle (en poudre) et du thé vert, deux aides appréciables pour l'équilibre de la glycémie.

Pour aider à maîtriser le taux de sucre dans le sang, buvez des tisanes de fenugrec (semences), bardane (racines), myrtille (feuilles), verveine (feuilles) (plantes à parts égales). Mettez 1 pincée de ce mélange pour une tasse d'eau dans la casserole, laissez frémir 2 minutes. Coupez le feu. Laissez encore infuser 10 minutes. Filtrez. Buvez 2 à 3 tasses par jour en cures de 20 jours, arrêtez 8 jours et reprenez.

Faites contrôler régulièrement votre glycémie : elle doit être équilibrée, coûte que coûte.

Diarrhée

Entérite virale, gastro-entérite, turista ou encore diarrhée liée au stress : bonne nouvelle, les diarrhées sont relativement rares pendant la grossesse. Si elles surviennent ponctuellement, elles sont probablement d'origine alimentaire (légère intoxication), et salutaires puisque le corps élimine ainsi de façon radicale les microbes en cause. Mais la diarrhée n'a rien d'agréable et en plus elle fatigue, en éliminant de précieux minéraux et de l'eau. Attention à la déshydratation !

Si diarrhée liée au stress

À avaler (à partir du 4e mois de grossesse)
- HE **petit grain bigaradier** 1 goutte
- HE **camomille** 1 goutte

Versez sur un comprimé neutre, puis laissez fondre en bouche 2 ou 3 fois par jour pendant 24 heures.

Si période d'épidémie de gastro-entérite (virale)

À avaler (à partir du 4e mois de grossesse)
- HE **ravintsara** 1 goutte
- HE **laurier noble** 1 goutte

Versez sur un comprimé neutre, puis laissez fondre en bouche 3 à 4 fois par jour pendant 3 à 5 jours.

Si diarrhée d'origine infectieuse (alimentation suspecte, plat douteux, turista...)

À avaler (à partir du 4e mois de grossesse)
- HE **arbre à thé** 1 goutte
- HE **thym à thujanol** 1 goutte

Versez sur un comprimé neutre, puis laissez fondre en bouche 3 fois par jour pendant 3 à 5 jours.

Si diarrhée forte et infection forte liée

À avaler (à partir du 4e mois de grossesse)
- HE **origan compact** (ou **cannelle de Ceylan**) 1 goutte

Versez sur 1 cuillère à café de miel ou un sucre, puis laissez fondre en bouche 4 fois par jour pendant 3 à 5 jours.

Mes conseils en +

Avalez des gélules ou capsules de charbon (en pharmacie).

Prenez des probiotiques (en pharmacie), surtout si vos diarrhées reviennent régulièrement ou ont duré longtemps.

Tisane antidiarrhées (double effet astringent et prébiotique). Buvez des tisanes de myrtille (baies), noyer (feuilles), menthe (feuilles) (mélange à parts égales). Pour chaque tisane, versez 1 cuillère à café du mélange de plantes dans une tasse, recouvrez d'eau frémissante. Laissez infuser 10 minutes. Filtrez. Buvez 3 tasses par jour.

Prenez de l'homéopathie : Arsenicum album 5 CH, 2 granules 3 fois par jour pendant 3 jours.

Digestion difficile

« Grossesse » rime assez fréquemment avec « petits troubles digestifs », surtout pendant le 1er trimestre. Ils ont beau être mineurs, et sans gravité, personne n'a envie de les subir bien sûr. Ils sont variables selon les femmes, peuvent apparaître d'un jour à l'autre, et disparaître aussi soudainement qu'ils sont venus. Il y a les célèbres nausées, dont vous avez forcément entendu parler, mais aussi l'estomac « barbouillé » le matin et le manque d'appétit sont des troubles fonctionnels courants chez la femme enceinte. Ils « attaquent » surtout le matin, au saut du lit, et dans la journée lorsque le nez délicat de la future maman croise malencontreusement des odeurs de tabac, de parfum, de graisses cuites, de plats en sauce. Ces petits maux digestifs sont, rengaine connue, liés aux hormones, mais cette fois-ci, ce sont celles du placenta qui sont en cause. En plus, la maman subit un relâchement musculaire de l'estomac (c'est physiologique). Par-dessus tout cela, manifestations psychosomatiques, stress et fatigue n'arrangent rien.

À avaler
- HE **citron** 1 goutte

Versez sur un comprimé neutre (ou un sucre), puis laissez fondre en bouche 3 fois par jour, après les repas.

Mes conseils en +

Pas de café au lait le matin ! Surtout avec du jus d'orange !

Tisane digestion facile. Buvez des tisanes de badiane, anis vert, menthe (mélange à parts égales). Pour chaque tisane, versez 1 cuillère à café du mélange de plantes dans une tasse, recouvrez d'eau frémissante. Laissez infuser 10 minutes. Filtrez. Buvez 2 à 3 tasses par jour après les repas.

Douleur dentaire (et problèmes de bouche)

Voir aussi « Aphte » (p. 103), « Gingivite » (p. 165).

Encore un « classique » de la grossesse. Certes, on peut souffrir des dents à tout âge et en toutes circonstances : la bouche est si innervée (riche en petits nerfs), c'est même un miracle qu'elle ne nous fasse pas des « misères » plus souvent ! Mais disons que pendant « ces 9 mois », il convient de redoubler de vigilance. L'huile essentielle de giroflier est extraordinairement antiseptique pour la bouche, et carrément anesthésiante. Vous verrez, c'est assez spectaculaire. Mais évidemment, elle ne « soigne pas » une carie à la place du dentiste…

À appliquer (à partir du 4e mois de grossesse)
- HE **giroflier** 1 goutte
- HV amande douce 1 goutte

Appliquez le mélange au doigt sur la dent ou la gencive. Renouvelez jusqu'à 3 fois dans la journée.

+

En bains de bouche

- HE **giroflier** 2 gouttes
- ◊ Labrafil 10 gouttes
- ◊ Eau tiède ½ verre

Faites 3 bains de bouche par jour avec cette préparation. Recrachez bien, n'avalez pas !

Mes conseils en +

Si la douleur ne cède pas très vite, consultez votre dentiste sans tarder.

Prenez de l'homéopathie : Chamomilla 5 CH, 2 granules 3 fois par jour.

Douleur de dos

Pour les dorsalgies, lombalgies et autres douleurs dorsales, les huiles essentielles sont encore et toujours de très précieuses alliées. De plus, il n'y a rien de plus relaxant qu'un massage du dos. Car déjà, au quotidien, le pauvre cristallise toutes les tensions liées au stress, à la fatigue, à la malposition devant l'ordinateur, dans les transports en commun ou en voiture, etc., mais en plus, chez la femme enceinte, le « gros ventre » déséquilibre la statique au niveau du bassin et modifie la position du corps. La colonne vertébrale essaie de compenser comme elle peut, et les douleurs s'installent inévitablement, d'autant que les points de sciatique sont souvent un peu malmenés par cette nouvelle position. Le massage du dos avec les huiles essentielles est aussi un bon prétexte pour se « rapprocher » du partenaire et, pour lui, c'est un excellent moyen de montrer qu'il soutient, psychologiquement et physiquement, la future maman.

À appliquer

- HE **eucalyptus citronné** 1 goutte
- HE **laurier noble** 1 goutte
- HV arnica 5 gouttes

Massez localement (ou mieux faites vous masser localement par votre gentil mari), y compris les points douloureux de la sciatique (doucement !), 2 à 3 fois par jour pendant 5 à 6 jours.

Mon conseil en +

Prenez de l'homéopathie : Arnica 9 CH, 2 granules 3 fois par jour.

Douleur ligamentaire (douleur à l'entrejambe)

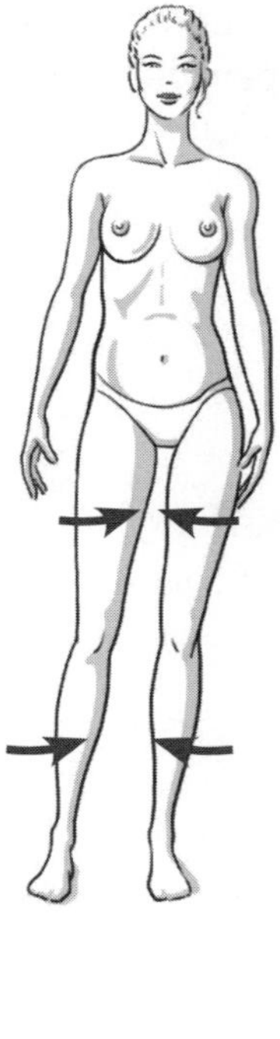

Au début de votre grossesse, vous allez probablement ressentir des tiraillements dans le bas-ventre et des douleurs à l'entrejambe. Ces inconforts passagers et ponctuels sont des douleurs dites ligamentaires. Vous l'avez deviné : encore un tour des hormones, qui, lentement, préparent votre corps aux 9 mois à venir ainsi qu'à l'accouchement. Cela passe par l'assouplissement des tendons et ligaments, les articulations s'en mêlent et, au total, vous souffrez de tiraillements, crampes et autres spasmes dans l'abdomen, notamment après un petit effort physique.

Les réponses aroma

Reportez-vous aux formules conseillées à « crampes » et appliquez-les sur les cuisses et les jambes. Mais pas sur le ventre !

Mes conseils en +

Les douleurs doivent rester au stade de gêne ou, en tout cas, très supportables. Si tel n'est pas le cas, et que vous avez vraiment excessivement mal, consultez en urgence.

Les ligaments et les tendons sont très sensibles à la déshydratation. Pensez à boire, boire, boire encore (de l'eau).

Contrairement aux spasmes gynécologiques (p. 227), la douleur peut être continue, lancinante.

ECZÉMA

Voir aussi « Démangeaisons et prurigo de grossesse » (p. 134), « Urticaire » (p. 237).

Pour celles qui connaissaient l'eczéma avant leur grossesse : vous pouvez vous traiter comme auparavant, avec les huiles essentielles (en tout cas, celles indiquées sur cette page). Pour les autres, si de petites plaques d'eczéma apparaissent ici ou là, notamment entre les orteils et les doigts des mains (mais elles peuvent siéger n'importe où, en fait : bras, jambes, dos...) ne vous affolez pas... l'aromathérapie veille.

À appliquer
- HE **lavande aspic** 1 goutte
- HE **géranium rosat** 1 goutte
- HE **camomille** 1 goutte
- HV onagre 3 gouttes

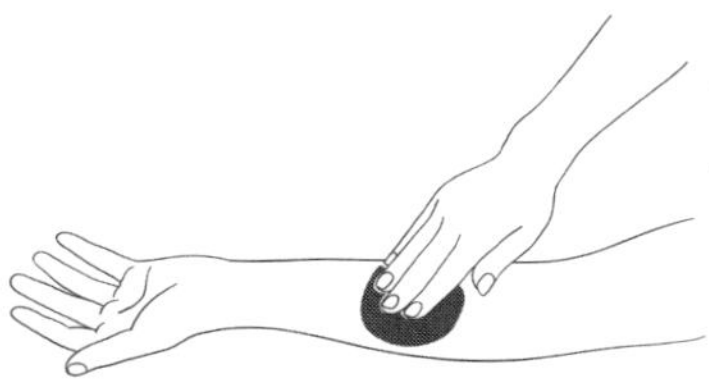

Appliquez localement, 2 fois par jour.

Mes conseils en +

Pour éviter les récidives, si vous y êtes sujette : avalez une ampoule de zinc (Labcatal ou Granions) par jour, pendant 30 jours.

Des bons acides gras pour nourrir la peau. Consommez des huiles d'onagre (oméga 6) et de poisson (oméga 3), soit dans la cuisine, soit – plus simple pour être sûre d'atteindre votre quota quotidien – à raison de 2 à 3 capsules/jour. Rappel : arrêtez les oméga 3 durant les 3 semaines précédant votre accouchement, ce sont des fluidifiants sanguins, vous risqueriez l'hémorragie au moment de la délivrance.

Tisane apaisante et antidémangeaisons (si vous êtes régulièrement sujette aux allergies cutanées). Buvez des tisanes de bardane, pensée sauvage, mélisse (mélange à parts égales). Versez 1 cuillère à café du mélange de plantes dans une tasse, recouvrez d'eau frémissante. Laissez infuser 10 minutes. Filtrez. Buvez 2 tasses par jour pendant 20 jours. Laissez passer 10 jours. Renouvelez.

Prenez de l'EPS de cassis : 1 cuillère à café diluée dans un verre d'eau, le matin.

ENGELURE (ET CREVASSE, CLOQUE)

Agression cutanée due au froid, l'engelure provoque des sensations de fourmillements, puis de vraie « brûlure » due au fait que le sang s'est accumulé dans les extrémités, et se précipite ensuite pour en sortir, provoquant des démangeaisons parfois insupportables (à la chaleur). Si la peau est lésée, ce sont les célèbres crevasses, portes ouvertes aux microbes. Parfois l'épiderme se défend en s'entourant d'une protection qu'il fabrique lui-même : une cloque !

À appliquer

- HE **lavande vraie** 2 gouttes
- HV rose musquée 2 gouttes

Appliquez localement, 3 fois par jour, soit la lavande vraie pure si l'engelure est très localisée et de petite taille (l'extrémité d'un orteil par exemple), soit la lavande vraie diluée dans l'huile de rose musquée si les engelures siègent sur une surface plus importante qu'un doigt.

Mes conseils en +

Attention au très froid, très chaud. Il n'y a pas pire pour la peau que de se retrouver dans de l'eau très chaude ou proche d'un feu de cheminée après avoir été soumise au vent froid, à l'eau glacée ou à la neige.

Attention aux chaussures qui « frottent » et agressent, elles aggravent le risque d'engelures.

Prenez de l'homéopathie : Graphites 5 CH, 2 granules 3 fois par jour.

« Entorse » (cheville tordue, foulure)

Ce que l'on appelle abusivement « entorse », c'est généralement une cheville tordue, une foulure. Dès qu'elle survient, surtout n'attendez pas : appliquez très vite vos huiles essentielles. Plus vous serez rapide, plus vous vous débarrasserez vite du problème.

À appliquer
- HE **hélichryse** 1 goutte
- HE **laurier noble** 1 goutte
- HE **eucalyptus citronné** 1 goutte
- HV arnica 5 gouttes

Appliquez localement 4 à 6 fois par jour pendant 2 jours, puis 2 fois par jour jusqu'à guérison totale, en massage très doux. Surtout pas de massage « musculaire », il s'agit juste d'appliquer la formule

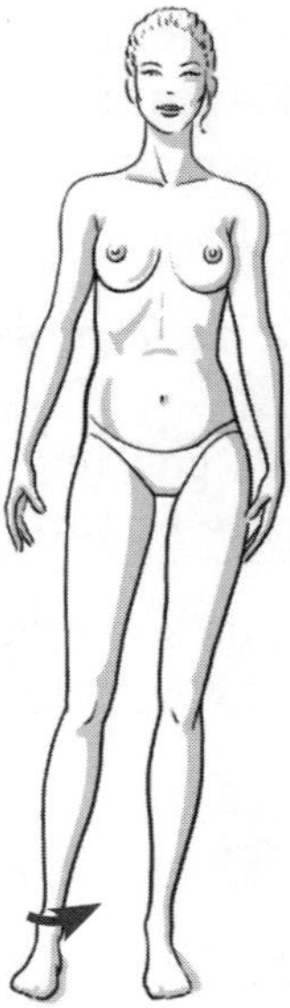

en échauffant doucement la zone afin la pénétration des principes actifs.

Installez également un bandage de contention, la aussi jusqu'à la guérison.

> **Mon conseil en +**
>
> *Prenez de l'homéopathie : Arnica* 5 CH, 2 granules 3 fois par jour, pendant 5 à 7 jours.

ÉPIDÉMIES VIRALES (GRIPPES, GASTRO-ENTÉRITE, RHUME, MONONUCLÉOSE...)

Elles courent, elles courent les épidémies virales… Plus que jamais, dans votre état, mieux vaut prévenir que guérir. Mais si vous avez « attrapé » quelque chose, agissez le plus vite possible : dès les premiers symptômes, les premiers « picotements », les huiles essentielles se chargent magistralement des virus et évitent les surinfections ennuyeuses ainsi que les récidives.

À diffuser
- HE **eucalyptus radié**
- HE **citron**
- HE **ravintsara**

Diffusez ces huiles essentielles ensemble ou à tour de rôle, 10 minutes toutes les 2 heures, à la maison, au bureau, en boutique…

À appliquer
- HE **eucalyptus radié** 2 gouttes
- HE **ravintsara** 2 gouttes
- HV noisette 5 gouttes

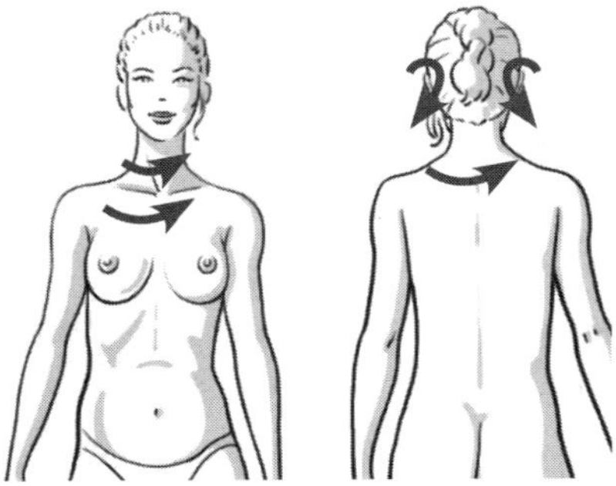

Appliquez sur le thorax, le dos, la gorge et autour des oreilles, 3 fois par jour pendant 5 jours.

À avaler (à partir du 4e mois de grossesse)

- HE **ravintsara** 1 goutte
- HE **laurier noble** 1 goutte

Versez sur un comprimé neutre, un petit morceau de sucre ou 1 cuillère à café de miel, puis laissez fondre en bouche 3 à 5 fois par jour pendant 5 jours.

Ou

À avaler (à partir du 4e mois de grossesse)

Commandez cette formule à l'officine

Préparation magistrale à prendre dès l'apparition des premiers symptômes.

HE *cinnamomum camphora cineoliferum* (ravintsara)	25 mg
HE *thymus thujanoliferum* (thym à thujanol)	25 mg
HE *laurus nobilis* (laurier noble)	10 mg
HE *eucalyptus radiata* (eucalyptus radié)	25 mg

Avalez 1 gélule, 4 fois par jour, pendant 5 jours.

Ou

Avalez des capsules d'HE d'**origan compact**, avec l'accord de votre médecin.

Mes conseils en +

Le ravintsara est incontournable dès que vous souhaitez prévenir ou traiter une maladie virale avec les huiles essentielles.

Mes conseils en + *(suite)*

Les mesures basiques d'hygiène de vie restent évidemment en vigueur : dormir assez, se nourrir correctement et suffisamment, en hiver manger chaud, etc.

Évitez autant que possible de vous exposer dans des lieux très fréquentés. Transports en commun, musées, soldes dans les magasins… plus il y a de gens, plus vous risquez d'attraper leurs virus, c'est mathématique !

La mononucléose (maladie infectieuse virale touchant plus volontiers les adolescents), comme pour toutes les autres maladies virales, ne peut être soignée par des médicaments spécifiques, car ils n'existent pas. On ne « traite » classiquement que les symptômes, c'est-à-dire la fièvre et la fatigue prolongées. Les huiles essentielles citées plus haut s'attaquent, elles, au virus, et sont aussi antifatigue et antifièvre. D'où l'intérêt d'un traitement aroma dans ce cas. Aucune inquiétude : le fœtus ne sera pas contaminé par votre mononucléose et elle ne vous fera subir aucun effet secondaire fâcheux, si ce n'est vous mettre K.-O. pendant quelque temps !

Spécial rhume. Si vous avez le nez qui coule abondamment, un remède homéopathique parfaitement efficace : *Allium cepa* 4 CH, 2 granules 3 fois par jour.

ÉPISIOTOMIE

L'épisiotomie est une incision chirurgicale sous le vagin, pour aider l'enfant à « sortir ».

À appliquer

- HE **lavande aspic** 2 gouttes
- HV rose musquée 2 gouttes

Appliquez 3 fois par jour sur la coupure, jusqu'à cicatrisation complète, soit une quinzaine de jours environ.

Mes conseils en +

Les recommandations récentes, consensuelles, indiquent toutes qu'il vaut mieux éviter l'épisiotomie. Sauf cas très, très exceptionnel (et même alors, discutable selon certains gynécologues obstétriciens), l'épisiotomie n'apporte rien, sinon une mutilation génitale.

FATIGUE PHYSIQUE (ASTHÉNIE)

Voir aussi « Insomnie » (p. 190).

Tempête hormonale, transformation profonde du corps de la maman, fatigue liée à votre état : tout ceci concourt à rendre la vie quotidienne lassante, pour ne pas dire épuisante. Surtout si viennent s'y ajouter des problèmes d'ordres émotionnel (tensions avec le papa, la famille, la belle-famille, le patron, les collègues…), financier, organisationnel. Le moindre geste peut devenir difficile, monter des escaliers, surhumain. Entre la progestérone, qui appelle irrésistiblement le sommeil dans la journée, et les difficultés d'endormissement ou les réveils nocturnes, surtout au 3e trimestre, la fatigue est (presque) inévitable.

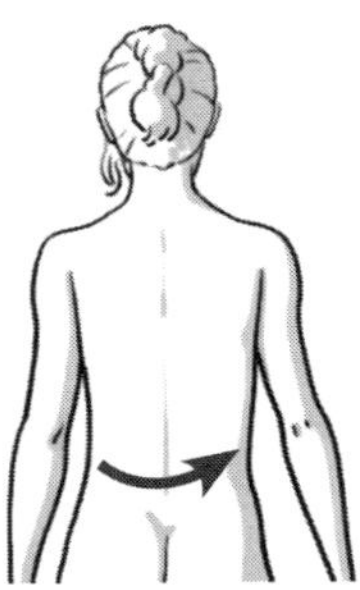

À appliquer (en journée)

- HE **épinette noire** 2 gouttes

Appliquez sur les reins, matin et midi, pendant 10 jours. Renouvelez si nécessaire.

Mes conseils en +

Tisane tonifiante. Préparez des infusions de sarriette et romarin (plantes à parts égales). Mettez 1 pincée de ce mélange pour une tasse d'eau dans la casserole, portez à ébullition, laissez frémir 2 minutes. Coupez le feu. Laissez encore infuser 10 minutes. Filtrez. Buvez 2 tasses par jour pendant 20 jours.

Mes conseils en + *(suite)*

Prenez de l'EPS d'éleuthérocoque ou de ginseng : 1 cuillère à café dans un verre d'eau, le matin.

Prenez du temps pour vous, ralentissez le rythme. C'est nécessaire. Acceptez les changements physiologiques. Par exemple, au 6e mois, vous vous essoufflez facilement : épargnez-vous.

Fausses contractions (contractions de Braxton Hicks)

Elles sont pour le moins prématurées, se manifestant en milieu de grossesse voire un peu avant, et heureusement insuffisantes pour déclencher le travail. Indolores, juste « bizarres », elles sont simplement dues à votre utérus, dont les muscles se raidissent pendant 30 secondes à 1 minute, comme s'il s'entraînait. Ces épisodes arrivent de façon aléatoire, sans rapport évident avec une quelconque fatigue ou autre, bien que certaines femmes s'en plaignent davantage après avoir fourni un petit effort physique. Toutes les futures mamans ne ressentent pas ces fausses contractions : pas d'inquiétudes, dans un cas comme dans l'autre, c'est normal. Sauf si elles deviennent fortes et fréquentes. Dans ce cas, calmez le jeu avec les huiles essentielles.

À appliquer

- HE **camomille** 1 goutte
- HE **lavande vraie** 1 goutte
- HE **basilic** 1 goutte
- HV calophylle 3 gouttes

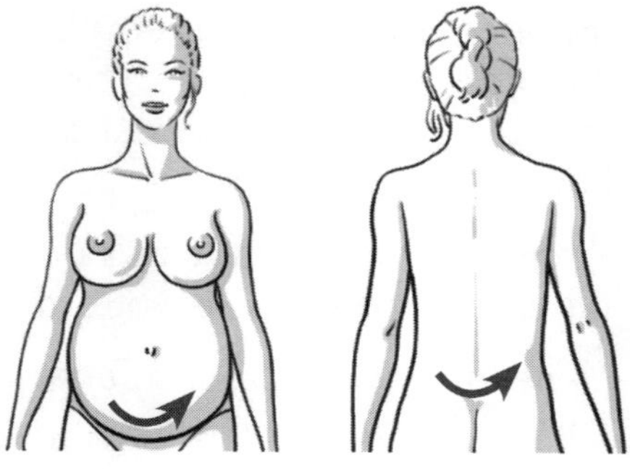

Appliquez sur le bas-ventre et le bas du dos, tous les quarts d'heure pendant 1 ou 2 heures (cessez dès que les contractions s'arrêtent). C'est un des cas où une application localisée sur le ventre est recommandée.

À avaler (voie perlinguale) (à partir du 4e mois de grossesse)
- HE **camomille** 1 goutte
- HE **basilic** 1 goutte

Versez sous la langue, ou posez sur un comprimé neutre à laisser fondre en bouche. Renouvelez 1 à 2 fois dans la journée si nécessaire.

Mes conseils en +

Des « fausses petites » aux « vraies grandes ». Les mamans enceintes pour la première fois craignent souvent de confondre ces « fausses contractions » avec les « vraies ». Aucun risque ! Vous ferez clairement la différence lorsque les « vraies », aiguës, longues, de plus en plus fortes, vous précipiteront vers la maternité.

La chaleur soulage (bain, bouillotte sur le ventre…), exactement comme en cas de douleurs de règles.

Portez des vêtements amples au niveau de la taille.

Pensez à bien vous hydrater. Buvez de l'eau, des tisanes antispasmodiques (voir ci-dessous) : la déshydratation, même minime, ne « plaît pas » à l'utérus. Rien de grave, mais autant éviter de l'irriter…

Tisane de plantes antispasmodiques. Buvez des tisanes de camomille, mélisse, tilleul (préparez un mélange à parts égales des 3 plantes). Versez 1 cuillère à café de ce mélange dans une tasse, recouvrez d'eau frémissante. Laissez infuser 10 minutes. Filtrez. Buvez 2 à 3 tasses par jour.

Attention ! Si vos contractions s'accompagnent d'écoulement (sang ou autre) vaginal, appelez votre médecin.

Prenez de l'homéopathie : Cuprum met. 5 CH, 2 granules 3 fois par jour pendant 5 à 6 jours.

FIÈVRE

À partir de 38 °C (température rectale), vous avez de la fièvre. Pendant la grossesse, elle peut être causée par les microbes habituels (bronchite…), mais il faut surtout penser à l'infection urinaire, à l'infection ovulaire (infection amniotique), éventuellement (plus rare heureusement !) à la listériose (intoxication alimentaire) ou même à l'appendicite. Bref, la fièvre doit céder rapidement avec la mise en œuvre des conseils de cette page, ou mener à la consultation. Par ailleurs, s'il faut évidemment soigner les causes de la fièvre, il est aussi nécessaire de la faire baisser, car elle favorise les contractions de l'utérus. Huiles essentielles + hydratation doivent être vos deux premiers réflexes.

En bain

- HE **eucalyptus radié** 10 gouttes
- HE **ravintsara** 10 gouttes
- ◊ Base pour bain 1 cuillère à soupe

Mélangez les HE avec la base pour bain, versez dans l'eau une fois coulée (elle doit être à la même température que celle de votre corps) et trempez-vous en laissant la chaleur décliner lentement. Ne rajoutez pas d'eau chaude au fur et à mesure. Renouvelez ce bain antifièvre 2 à 3 fois en 24 heures pendant 2 jours.

Mes conseils en +

Consultez, évidemment, si d'emblée la fièvre est élevée ou s'accompagne de symptômes inquiétants.

Buvez beaucoup d'eau et alternez avec les tisanes (voir ci-dessous).

Tisane « stop-fièvre » de la femme enceinte. Buvez des tisanes de saule blanc et tilleul bractées (préparez un mélange des 2 plantes à parts égales). Versez 1 cuillère à café de ce mélange dans une tasse, recouvrez d'eau frémissante. Laissez infuser 10 minutes. Filtrez. Buvez 3 à 4 tasses par jour.

Mes conseils en + *(suite)*

Prenez de l'EPS de cyprès + échinacée : 1 cuillère à café dans un verre d'eau, 2 fois en 24 heures, pendant 1 journée ou 2.

Attention aux médicaments pris « machinalement » comme le paracétamol et l'aspirine, qui tous deux passent la barrière placentaire. Méfiez-vous spécialement de l'aspirine, fluidifiante sanguine, qui risque de favoriser les saignements.

Prenez de l'homéopathie : Belladona 5 CH et *Aconit* 5 CH, 2 granules de chaque, 3 fois par jour, pendant 1 journée ou 2.

Foie paresseux

Voir aussi « Détox hépatique » (p. 140).

Digestion lente, région du foie sensible, mauvaise haleine… Que votre foie soit paresseux à cause d'un petit excès alimentaire passager (à éviter !) ou directement en raison de votre grossesse, aidez-le. Car le foie des femmes enceintes est un peu mis à mal. Vous l'avez déjà expérimenté lorsque vous avez souffert de nausées au 1er trimestre, mais des troubles hépatiques sont susceptibles de se déclarer : cholestase, stéatose… peu importent les noms, pensez notamment à signaler à votre médecin des démangeaisons corporelles très intenses apparaissant brusquement entre le 6e et le 8e mois de grossesse.

À avaler

- HE **citron** 2 gouttes

Versez sur un comprimé neutre à laisser fondre en bouche 2 fois par jour, ou sur 1 cuillère à café de miel, à plonger ensuite dans une tisane de romarin à raison de 2 tasses par jour.

Mon conseil en +

Si le médecin diagnostique une cholestase (en rapport avec les démangeaisons), il y a de fortes chances qu'elle récidive lors d'une prochaine grossesse. Elle peut également, parfois, être entretenue par la prise de certaines pilules contraceptives (à voir avec votre médecin).

FRILOSITÉ

Que vous soyez simplement frileuse ou sujette à la maladie de Raynaud (orteils/doigts/oreilles facilement « gelés »), stimulez votre circulation sanguine grâce aux huiles essentielles. C'est le sang, bien chaud, qui s'occupe d'honorer notre thermostat interne. Et vous, vous êtes deux : la chaudière doit être à 100 % de ses capacités.

À appliquer
- HE **thym à thujanol** 5 gouttes
- HV noisette 1 cuillère à café

Massez longuement les extrémités avec cette préparation pour réactiver la circulation sanguine, 2 à 3 fois par jour. Pour vos mouvements de massage, pensez à toujours remonter vers le cœur (partez des orteils pour aller vers les chevilles, partez des doigts pour aller vers les poignets, etc.).

À avaler (voie perlinguale) (à partir du 4e mois de grossesse)
- HE **thym à thujanol** 1 goutte

Versez sur un comprimé neutre ou sur 1 cuillère à café de miel ou un sucre, à laisser fondre sous la langue 2 fois par jour.

Mes conseils en +

Marchez, nagez, bougez. Plus on reste statique, moins le corps produit de chaleur, plus on a froid. Le mouvement force nos muscles à fabriquer « du chaud ».

Pensez à une éventuelle carence en fer et/ou à une hypothyroïdie en cas de frilosité permanente.

FURONCLE

Comme toutes les inflammations contenant du pus, le furoncle signale sa présence à son propriétaire par une douleur lancinante. Cherchez à la base d'un poil : vous y êtes. Le germe responsable de vos misères, le célèbre staphylocoque doré, capitule sans rébellion face à ces deux huiles essentielles impitoyables. Dès qu'il y a pus + inflammation aiguë, faites confiance à notre formule.

À appliquer

- HE **laurier noble** 2 gouttes
- HE **arbre à thé** 1 goutte
- ◊ Alcool à 90° 3 gouttes

Appliquez localement 4 à 5 fois par jour pendant quelques jours, 4 à 5 maximum.

Mes conseils en +

Buvez des tisanes de bardane, pensée sauvage et réglisse (préparez un mélange des 3 plantes à parts égales). Mettez 1 cuillère à café de ce mélange pour une tasse d'eau dans la casserole, portez à ébullition, laissez frémir 2 minutes. Coupez le feu. Laissez encore infuser 10 minutes. Filtrez. Buvez 3 tasses par jour.

Prenez de l'homéopathie : Hepar sulfur 5 CH et *Pyrogenium* 9 CH, 2 granules de chaque, 3 fois par jour, pendant 3 à 5 jours.

Gastrite (brûlures d'estomac, aigreurs)

Pendant la grossesse, la digestion est ralentie, ce qui provoque une accumulation de sucs gastriques et d'éventuels reflux vers l'œsophage. C'est la porte ouverte aux « brûlures » de toute cette muqueuse digestive, menant généralement à une inflammation de l'œsophage (œsophagite), souvent confondue avec des brûlures d'estomac. L'un n'empêchant pas l'autre, hélas… Les régurgitations acides sont systématiques dans ce cas. Grâce aux huiles essentielles, cet incident parfois très fâcheux disparaît rapidement.

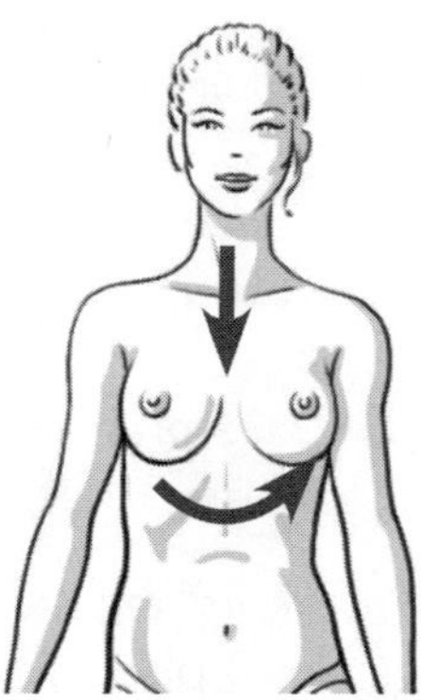

À appliquer

- HE **basilic** 1 goutte
- HE **camomille** 1 goutte

Appliquez et massez au niveau du plexus solaire et de l'œsophage, 3 à 5 fois par jour si besoin.

À avaler (à partir du 4e mois de grossesse)

- HE **camomille** 1 goutte

Versez sur un comprimé neutre ou 1 cuillère à café de miel et laissez fondre en bouche 2 à 3 fois par jour, jusqu'à cessation des douleurs.

Si nécessaire, en cas de brûlures vraiment intenses, alternez avec :

- HE **basilic** 2 gouttes

Même utilisation, 2 à 3 prises par jour, mais sans dépasser 1 ou 2 jours de traitement.

Mes conseils en +

Fractionnez vos repas. Mangez régulièrement, des petites quantités.

Les œufs, les pommes de terre (purée), la semoule calment les aigreurs.

Évitez les plats en sauce, les fruits insuffisamment mûrs.

Ne vous couchez pas juste après le repas. Attendez que la digestion soit bien amorcée avant de vous allonger.

Buvez de l'eau argileuse. Achetez de la poudre d'argile verte, versez-en un peu dans un verre, remplissez d'eau, le soir. Au petit matin, buvez l'eau argileuse qui surnage (sans consommer l'argile épaisse, qui reste au fond).

Tapissez votre estomac de gel d'aloe vera, à raison de 1 cuillère à soupe par jour.

Prenez de l'homéopathie : Argentum nitricum 5 CH, 2 granules 3 fois par jour jusqu'à amélioration.

Buvez des tisanes de guimauve (racine), matricaire (fleurs), mélisse (feuilles), réglisse (racines). Préparez un mélange des 4 plantes à parts égales. Mettez 1 cuillère à café de ce mélange pour une tasse d'eau dans la casserole, portez à ébullition, laissez frémir 2 minutes. Coupez le feu. Laissez encore infuser 10 minutes. Filtrez. Buvez 2 à 3 tasses par jour.

Ou des décoctions de réglisse, gingembre, mélisse, camomille : même préparation que ci-dessus mais laissez frémir 1 minute de plus, donc 3 minutes dans la casserole.

Évitez dans la mesure du possible de vous pencher en avant.

La position allongée sur le dos favorise les remontées acides. Tel un pacha, essayez de vous installer sur un petit tas d'oreillers pour que la tête soit surélevée par rapport à l'estomac.

Gingivite, gencives qui saignent

Voir aussi « Aphte » (p. 103).

Si une mauvaise hygiène dentaire est la responsable n° 1 de la gingivite, la grossesse arrive juste après. Encore et toujours à cause de ces fichues hormones, la femme enceinte subit malgré elle des modifications de la gencive, avec de petits épaississements localisés. C'est naturel, normal, et non grave : tout rentrera dans l'ordre après l'accouchement. Cela dit, l'inflammation des gencives est toujours douloureuse, et jamais normale si elle est consécutive à un brossage dentaire insuffisant ou inadapté. Apaisez vos gencives, prenez-en soin, ne laissez pas la gingivite (bénigne) se transformer en parodontite (grave). Si vous constatez un simple saignement de gencives sans pour autant souffrir d'inflammation, il peut s'agir d'une petite fragilité capillaire, éventuellement due à un manque de vitamine C, de flavonoïdes et/ou à un brossage trop agressif.

En bain de bouche

- HA camomille
- HA laurier noble
- HA sauge

} à parts égales

Faites 2 à 3 fois par jour des bains de bouche avec ce mélange d'hydrolats (attention, ce ne sont pas des huiles essentielles !).

À appliquer

Gencives douloureuses

- HE **laurier noble** 1 goutte
- HE **lavande aspic** 1 goutte
- HV millepertuis 2 gouttes

Massez la gencive 3 à 5 fois par jour, du bout du doigt (bien propre), avec cette formule.

Gencives qui saignent

- HE **lavande aspic** 1 goutte
- HE **géranium rosat** 1 goutte

Massez la gencive 3 fois par jour, du bout du doigt, avec ces 2 gouttes pures.

Parodontose

- HE **camomille romaine** 1 goutte
- HE **laurier noble** 1 goutte
- HE **lavande aspic** 1 goutte
- HV calendula 3 gouttes

Massez les gencives avec cette formule, du bout du doigt, après chaque brossage de dents, soit au minimum 3 fois par jour (rappel : dans l'idéal, nous devrions nous brosser les dents après chaque prise alimentaire, donc si vous faites 5 petits repas par jour, cela donne 5 applications) pendant 3 à 4 jours. Cette formule est antalgique, cicatrisante, anti-inflammatoire.

Mes conseils en +

Faites le plein de vitamine C et de flavonoïdes, pour renforcer vos petits vaisseaux sanguins. Privilégiez les fruits, surtout les agrumes (citron, orange, pamplemousse…) et les baies (cassis, myrtilles…).

Sucez 2 à 3 comprimés d'acérola (vitamine C naturelle) par jour.

Prenez de l'homéopathie : *Belladona* 5 CH et *Mercurius corrosivus* 5 CH, 2 granules de chaque, 3 fois par jour jusqu'à amélioration.

GRIPPE(S)

Voir aussi « Épidémies virales » (p. 153).

Vous connaissez la progression : refroidissement → fièvre → courbatures → abattement général : voilà les symptômes classiques de la grippe saisonnière, celle qui revient chaque année à la fin de l'automne ou au début de l'hiver. Et puis il y a les autres grippes, pas vraiment saisonnières même si elles aussi défrayent la chronique régulièrement : H5N1, H1N1, etc. Les huiles essentielles de cette page sont extrêmement efficaces comme antivirales (quel que soit le virus de la grippe) et empêchent la survenue de complications. L'aromathérapie est non seulement crédible mais vraiment recommandée, tant en prévention qu'en traitement.

Prévention en cas d'épidémie de grippe (saisonnière ou non)

À diffuser
- HE **citron**
- HE **ravintsara**

Diffusez ces huiles essentielles à tour de rôle, 3 à 4 fois par jour pendant 10 minutes à chaque fois, à la maison, au bureau, en boutique...

À appliquer (1er trimestre)
- HE **laurier noble** 1 goutte
- HE **eucalyptus radié** 1 goutte
- HE **ravintsara** 1 goutte
- HV noisette 3 gouttes

Appliquez sur le thorax et le dos, 2 fois par jour.

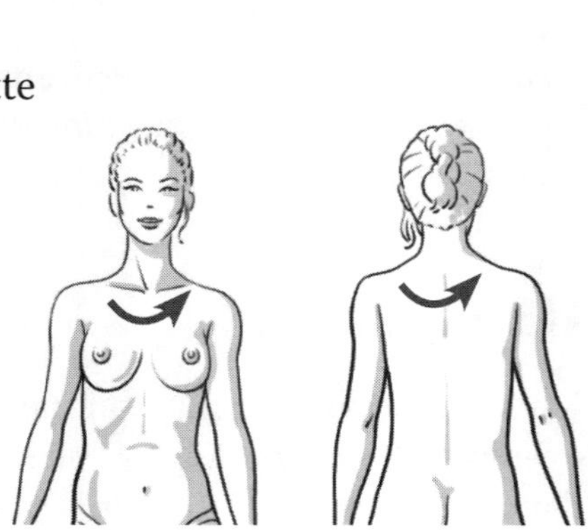

Traitement

À appliquer

- HE **laurier noble** 2 gouttes
- HE **eucalyptus radié** 2 gouttes
- HE **ravintsara** 2 gouttes
- HV noisette 5 gouttes

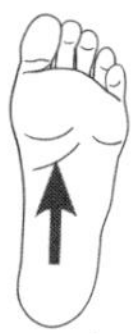

Appliquez sur le thorax, le dos et la voûte plantaire, 6 fois par jour pendant 3 jours, puis 3 fois par jour pendant 3 jours.

À avaler (à partir du 4e mois de grossesse)

- HE **ravintsara** 1 goutte
- HE **thym à thujanol** 1 goutte

Versez sur ½ cuillère à café de miel, si possible de thym, puis laissez fondre en bouche 4 fois par jour pendant 5 jours.

Mes conseils en +

Tisane antigrippe. Buvez des tisanes de thym. Versez 1 cuillère à café de sommités fleuries dans une tasse, recouvrez d'eau frémissante. Laissez infuser 10 minutes. Filtrez. Buvez 3 tasses par jour.

Prenez de l'EPS de cyprès-échinacée : 1 cuillère à café dans un verre d'eau, 3 fois en 24 heures, pendant 1 journée ou 2.

Prenez de l'homéopathie. **Prévention :** *Influenzinum* 9 CH, 1 dose par semaine. **Traitement :** *Influenzinum* 9 CH, 1 dose par jour pendant 3 jours.

HÉMORRAGIE

Une hémorragie est un saignement abondant résultant, par exemple, d'une coupure ou de l'éclatement de petits vaisseaux dans le nez (épistaxis). Pour la stopper, rien de tel que les huiles essentielles de ciste et de géranium.

À appliquer
- HE **géranium** 1 goutte
- HE **lavande aspic** 1 goutte
- HV calendula 10 gouttes

Appliquez localement, sur plaie sanguinolente, quelques gouttes de ce mélange. Renouvelez 2 ou 3 fois jusqu'à cessation.

Spécifique « saignement de nez »
- HE **ciste ladanifère** 2 gouttes

Imbibez une petite mèche de coton avec cette huile essentielle, insérez délicatement dans la narine et pressez avec le doigt pendant 2 minutes.

Mon conseil en +

En cas d'hémorragie gynécologique, consultez en urgence, bien évidemment. Mais ne vous affolez pas : les hémorragies pendant la grossesse ne sont pas rares, surtout au 1er trimestre, et la plupart ne laissent présager aucune conséquence négative pour le bébé. Donc consultez, mais restez calme.

HÉMORROÏDES

Voilà une conséquence vraiment peu agréable de la grossesse, que partagent plus d'un tiers des femmes enceintes. Au début, tout va bien. Mais une fois les deux premiers trimestres derrière vous, les choses sérieuses commencent vraiment sur le plan de la taille de l'utérus. Il a considérablement grossi et comprime désormais les veines de l'abdomen, d'où des troubles circulatoires bénins mais qui peuvent empoisonner la vie. Au premier rang, les hémorroïdes et les varices. Sans parler des hormones fabriquées par le placenta, toujours elles, également « liguées contre vous ». Inutile de dire que l'accouchement ne va pas arranger les choses... mais bientôt, tout rentrera dans l'ordre, ne vous inquiétez pas.

À appliquer

- HE **lentisque pistachier** 1 goutte
- HE **lavande aspic** 1 goutte
- HE **hélichryse** 1 goutte
- HV calendula 3 gouttes

Appliquez ce mélange sur l'hémorroïde après chaque toilette et après chaque selle, jusqu'à 4 à 6 fois par jour. Cette formule est largement aussi efficace qu'une crème antihémorroïdaire classique.

Voie rectale (en cas de crise hémorroïdaire)

Commandez cette formule à l'officine

HE *helichrysum italicum* (hélichryse italienne)	20 mg
HE *pistacia lentiscus* (lentisque pistachier)	15 mg
HE *lavandula spica* (lavande aspic)	40 mg
HE *chamaemellum nobile* (camomille noble)	10 mg
HV calendula	20 mg

Mettez 3 suppositoires par jour pendant 2 jours, puis 2 par jour pendant 3 jours. Ils apaisent et ont aussi l'avantage de lutter contre la constipation, qui n'arrange rien.

Mes conseils en +

Prenez de l'homéopathie : *Aesculus* 5 CH et *Hamamélis* 5 CH, 2 granules de chaque, 3 fois par jour pendant 20 jours.

Tisane « antihémorroïdes ». Buvez des tisanes de vigne rouge, marron d'Inde et menthe feuille (mélange à parts égales). Versez 1 cuillère à café de ce mélange dans une tasse, recouvrez d'eau frémissante. Laissez infuser 10 minutes. Filtrez. Buvez 2 tasses par jour pendant 8 jours.

Mes conseils en + *(suite)*

Appliquez scrupuleusement tous les conseils « anticonstipation » de la p. 125 et ce, tout au long de la grossesse. Surtout si vous prenez un supplément alimentaire de fer non chélaté (prescrit par votre médecin).

Augmentez ou au moins maintenez votre activité physique : plus on bouge, moins on risque de souffrir des hémorroïdes.

Évitez les épices et, évidemment, l'alcool (mais est-il besoin de rappeler cette évidence ?)

Les veinotoniques préviennent efficacement les crises hémorroïdaires. Demandez conseil dès le 2e trimestre, surtout si vous avez déjà présenté des hémorroïdes lors d'une précédente grossesse, pour mettre en place un traitement préventif, aussi efficace que sans danger. À savoir : ce sont les polyphénols des veinotoniques qui sont efficaces ; on trouve ces mêmes polyphénols dans de nombreux fruits et légumes.

À SAVOIR

Pendant la grossesse, le volume du sang augmente considérablement. Concernant le sang artériel (qui part du cœur), cela peut conduire à des petits malaises et palpitations ; concernant le sang veineux (qui retourne au cœur), cela peut provoquer des veines particulièrement visibles, surtout sur les seins. Ne vous affolez pas : là encore, vous êtes complètement normale ! Dès que votre corps aura moins de sang à faire circuler, c'est-à-dire après votre accouchement, ces veines très apparentes redeviendront discrètes.

HÉPATITE VIRALE

Chez la femme enceinte, l'hépatite est presque toujours virale, et responsable d'ictère (« jaunisse »). Un diagnostic est évidemment indispensable, mais pas d'affolement : dans la majorité des cas, l'hépatite courante est bénigne et sans risque particulier pour l'enfant. Ce qui ne signifie pas qu'il ne faille rien faire !

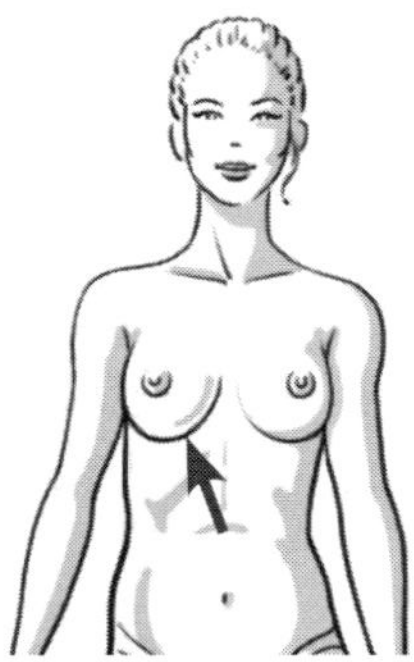

À appliquer

- HE **lédon du Groënland** 1 goutte
- HE **ravintsara** 1 goutte
- HE **thym à thujanol** 1 goutte
- HV noisette 3 gouttes

Appliquez sur la zone du foie, matin et soir pendant 2 mois minimum.

+

À avaler (à partir du 4e mois de grossesse)

- HE **ravintsara** 1 goutte
- HE **thym à thujanol** 1 goutte

Versez sur un comprimé neutre et laissez fondre en bouche 3 fois par jour pendant 10 jours. Arrêtez 10 jours et reprenez, et ce pendant 2 mois.

Mes conseils en +

Prenez de l'homéopathie : Nux vomica 5 CH, 2 granules 3 fois par jour pendant 3 semaines.

Prenez de l'EPS de chardon-marie, artichaut, desmodium (mélange à parts égales) : 1 cuillère à café dans un verre d'eau, 2 fois par jour pendant 20 jours ; arrêtez 8 jours puis renouvelez.

Herpès

Du fait d'une immunité un peu moins aiguisée pendant la grossesse, associée à de la fatigue et du stress, des poussées herpétiques peuvent vous enquiquiner. Deux cas de figures. Le premier, le plus simple : la maman se sait porteuse d'herpès, elle l'était avant de tomber enceinte. Pas de problème : son corps produit des anticorps qu'elle procure à son bébé (ils passent à travers le placenta) pour le protéger. De plus, elle sait reconnaître les signes avant-coureurs d'une crise herpétique, et en plus, informe son gynéco et sa sage-femme de cette « faiblesse ». L'herpès labial, le plus courant, ne se transmet donc pas au bébé pendant la grossesse et très rarement au cours de l'accouchement. Deuxième cas de figure : vous faites votre première crise herpétique pendant votre grossesse. Vous risquez de vous affoler. Il ne faut pas. Une fois le diagnostic posé, soignez-vous. C'est aussi simple que cela. Rappel : le virus, en dormance dans votre corps, se « réveille » à la faveur d'un coup de fatigue et se manifeste sous forme de vésicules douloureuses, en général sur la lèvre (bouche) ou sur les organes génitaux. Il « fleurit » pendant quelques jours puis la crise se termine par une « jolie » croûte et les symptômes finissent par disparaître complètement… jusqu'à la prochaine poussée.

Herpès labial

À appliquer

- HE **arbre à thé** 1 goutte
- HE **ravintsara** 1 goutte
- HE **lavande aspic** 1 goutte

Appliquez localement 8 à 10 fois par jour dès les premiers picotements. N'attendez pas que l'herpès « sorte » pour vous traiter.

Herpès génital

Même si c'est relativement rare, cet herpès peut être transmis au bébé lors de l'accouchement, avec des conséquences ennuyeuses. Il est donc nettement préférable de le traiter avant le terme.

HERPÈS

À appliquer

- HE **arbre à thé** 1 goutte
- HE **ravintsara** 1 goutte
- HE **lavande aspic** 1 goutte
- HV millepertuis 10 gouttes

Appliquez localement cette préparation, 4 à 5 fois par jour, dès les premiers picotements. N'attendez pas que l'herpès « sorte » pour vous traiter.

+

Voie vaginale

Commandez ces ovules à l'officine

HE *chamaemellum nobile* (camomille noble)	20 mg
HE *lavandula spica* (lavande aspic)	30 mg
HE *thymus thujanoliferum* (thym à thujanol)	30 mg
HE *cinnamomum camphora cineoliferum* (ravintsara)	50 mg
HE *melaleuca alternifolia* (arbre à thé)	50 mg
HV millepertuis	20 mg

Mettez 2 ovules par jour pendant 10 jours.

Mes conseils en +

Prenez de l'EPS de cyprès et échinacée (mélange à parts égales) : 1 cuillère à café dans un verre d'eau, 4 à 5 fois par jour pendant 5 jours.

Prenez de l'homéopathie : Vaccinotoxinum 9 CH, 1 dose par jour pendant 3 jours et *Rhus tox* 5 CH, 2 granules 3 fois par jour pendant 10 jours.

Et une bonne dose de vitamine C naturelle : 3 à 4 grammes par jour pendant 10 jours, puis redescendez progressivement dans les dosages (pas d'arrêt net).

Hoquet

Le hoquet est un mouvement réflexe, donc incontrôlable, du diaphragme avec « fermeture » de la glotte. D'où le bruit caractéristique, plus amusant pour qui l'entend que pour qui le produit... Inoffensif, il survient en général après un repas pris à la hâte ou chez les personnes particulièrement nerveuses, et ne dure que quelques minutes. Les femmes enceintes et les bébés aussi, ont le hoquet, et même... les fœtus, dès le 2e mois de grossesse ! Le hoquet « classique » (ponctuel) ne dure que quelques minutes, tandis que le « persistant »... persiste sur 48 heures. Pénible ! Quant au réfractaire, il sort du cadre de l'aromathérapie : il peut s'installer pendant des années ! Or, les traitements aux huiles essentielles sont, par définition, ponctuels, pris en cures courtes. Certaines femmes enceintes, guère sujettes au hoquet habituellement, sont prises de crises de hoquet répétitives dès le début de leur grossesse, ce qui les angoisse pour rien. Rien de grave, mais c'est énervant !

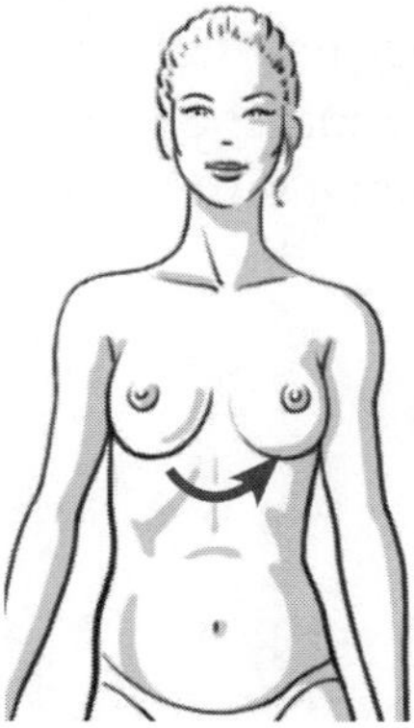

À appliquer
- HE **camomille** 1 goutte
- HE **basilic** 1 goutte
- HV noisette 2 gouttes

Appliquez ce mélange sur le plexus solaire. Renouvelez 10 minutes plus tard si nécessaire.

À avaler (voie perlinguale) (à partir du 4e mois de grossesse)
- HE **camomille** 1 goutte
- HE **basilic** 1 goutte

Déposez directement sous la langue. Renouvelez si nécessaire toutes les demi-heures, 2 ou 3 fois maximum.

Mon conseil en +

Prenez de l'homéopathie : Cuprum met 5 CH toutes les 10 minutes jusqu'à la fin de l'épisode.

Hyperactivité

Voir « Agitation » (p. 92).

Hypersalivation

Un petit désagrément commun à toutes les femmes enceintes : elles produisent plus de salive que d'habitude, et tout le temps ou presque que durera la grossesse. Le bon côté des choses, c'est que la salive protège des caries et facilite la digestion. Le mauvais, c'est le fait de devoir déglutir constamment voire, parfois, d'éliminer ce surplus de salive en crachant. Pas d'huile essentielle pour cet « incident » aussi naturel que sans conséquences, mais des bains de bouche aux hydrolats, de l'homéopathie (qui « marche » bien) et des conseils d'hygiène de vie, notamment alimentaires, pour limiter la production salivaire.

En bain de bouche « bien-être »

- HA laurier noble
- HA sauge sclarée

} à parts égales

Remplissez ½ verre de ce mélange d'hydrolats et procédez à des bains de bouche, 2 à 3 fois par jour si nécessaire. Utilisez ce mélange pur : ne rajoutez pas d'eau.

ATTENTION !

La formule ci-dessus est à base d'hydrolats et non d'huiles essentielles !

Mes conseils en +

Prenez de l'homéopathie : Jaborandi 5 CH, 2 fois par jour, 1 à 2 jours de suite.

Limitez les pommes de terre, le riz, les pâtes, le pain : les féculents augmentent la production salivaire. D'un autre côté, ne faites pas l'impasse sur ces aliments, indispensables au métabolisme et au contrôle de l'appétit. Trouvez un juste milieu.

Hypertension

Voir aussi « Palpitations » (p. 213).

Remarque : les différentes voies d'utilisation suggérées sont à choisir ou à associer, si besoin.

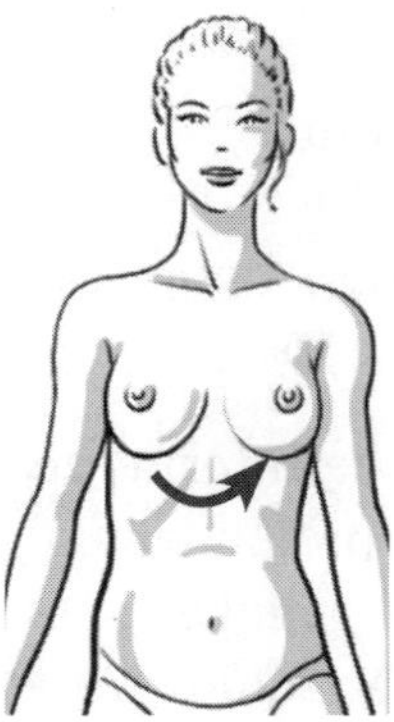

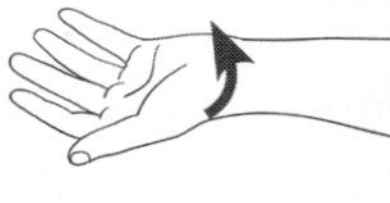

À appliquer
- HE **lavande vraie** 1 goutte
- HE **ylang-ylang** 2 gouttes
- HV noisette 3 gouttes

Appliquez sur le plexus solaire et la face interne des poignets (et respirez profondément), 2 à 3 fois par jour.

À avaler (à partir du 4e mois de grossesse)
- HE **petit grain bigaradier** 1 goutte
- HE **verveine citronnée** 1 goutte

Versez sur un comprimé neutre ou ½ cuillère à café d'huile d'olive, puis laissez fondre sous la langue 3 fois par jour, en cures de 20 jours.

Mes conseils en +

Tisane antihypertension. Buvez des infusions d'olivier, aubépine, petite pervenche, mélisse (mélange à parts égales). Versez 1 cuillère à café du mélange de plantes dans une tasse, recouvrez d'eau frémissante. Laissez infuser 10 minutes. Filtrez. Buvez 2 tasses par jour.

Quelques conseils alimentaires de base : mangez moins de viande rouge, de sel (attention au pain, premier contributeur de sel). Consommez plus de légumes verts et de fruits. Attention aux épices fortes, à limiter. Et, bien sûr, à l'alcool et au tabac, mais normalement, vous êtes à « zéro » pour ces deux fauteurs de troubles…

HYPOTENSION

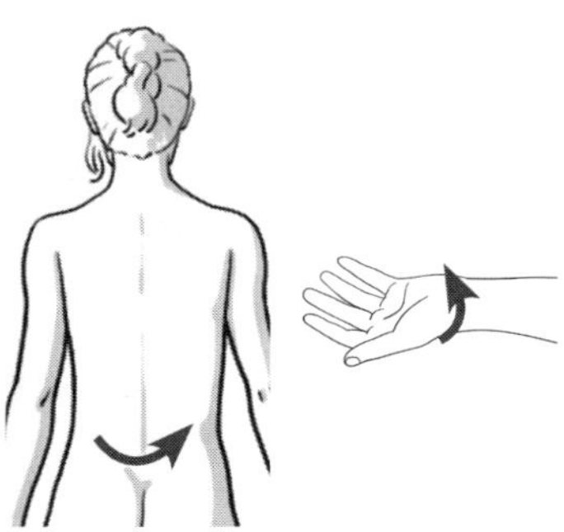

Un petit coup de fatigue ?

À appliquer et à respirer
- HE **pin sylvestre** 1 goutte
- HE **thym à thujanol** 1 goutte
- HV noisette 2 gouttes

Appliquez sur la face interne des poignets et respirez profondément, 2 à 3 fois par jour. Appliquez aussi sur les reins le matin et le midi. Poursuivez jusqu'au retour d'une pression artérielle normale.

À avaler (à partir du 4e mois de grossesse)
- HE **gingembre** 1 goutte
- HE **thym à thujanol** 1 goutte
- HV olive 2 gouttes

Absorbez 2 à 3 fois par jour, en cures de 10 à 20 jours (si résultats satisfaisants au 10e jour, stoppez).

Mon conseil en +

Buvez des ampoules de Quinton hypertonique. 2 le matin, 2 l'après-midi (pures, non diluées dans l'eau), jusqu'à remontée de la pression artérielle, pendant 5 à 10 jours (seulement 5 jours si la tension est remontée à un niveau normal). Puis passez à 2 ampoules le matin pendant les 10 jours suivants.

IMMUNITÉ (SOUTENIR)

Si vous avez remarqué une légère faiblesse immunitaire, par exemple si vous enchaînez les petits maux de l'hiver, soutenez votre immunité. Elle en a besoin ! Dans votre cas, l'adage « mieux vaut prévenir que guérir » se vérifie tout spécialement. Étant donné le nombre limité de médicaments (et d'huiles essentielles) auxquels vous avez « droit », autant ne pas en avoir besoin et prévenir, c'est plus simple !

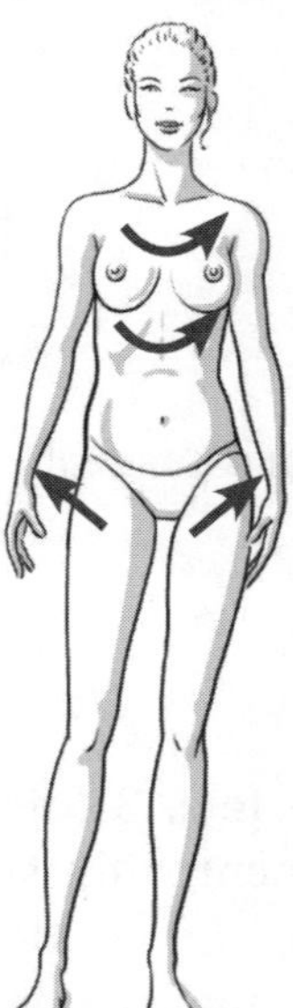

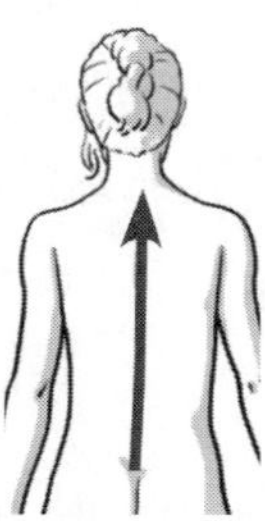

À appliquer

- HE **ravintsara** 2 gouttes

Appliquez sur le plexus solaire, la face interne des poignets, le thorax, le dos, 3 à 4 fois par jour pendant 20 jours durant les périodes d'invasions virales.

À diffuser

- HE **ravintsara**

Diffusez 10 minutes, matin et soir, à domicile.

+

Respirez à même le flacon ouvert dans la journée (ou versez quelques gouttes sur un mouchoir bien propre et inhalez).

À avaler (à partir du 4e mois de grossesse)
- HE **ravintsara** 1 goutte

Versez sur un sucre 3 fois par jour, laissez fondre en bouche, pendant 20 jours.

Mes conseils en +

Probiotiques. Prenez 1 gélule (ou dose) par jour pendant 2 mois.

Absorbez 1 cuillère à café d'EPS échinacée-cyprès diluée dans 1 verre d'eau, chaque jour. En cure de 10 jours par mois.

Croquez 2 comprimés de vitamine C naturelle par jour les 10 jours suivants l'EPS.

Buvez une tisane immunitaire les 10 jours suivants. *Tisane immunitaire de lapacho.* Mettez-en 1 cuillère à café par tasse d'eau dans la casserole, laissez frémir 5 minutes. Coupez le feu. Laissez infuser 10 minutes. Filtrez. Buvez 3 tasses par jour, en cures de 10 jours. Arrêtez 20 jours puis reprenez.

Et ainsi de suite : EPS 10 jours, vitamine C 10 jours, tisane 10 jours.

Indigestion

Repas trop riche ? Plat douteux ? Vite, des plantes qui soulagent !

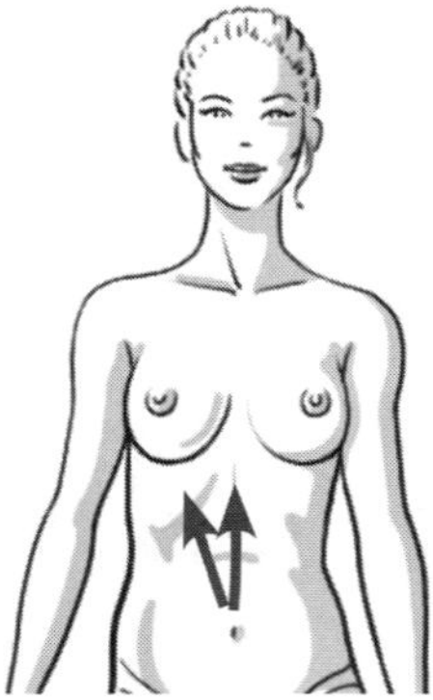

À appliquer
- HE **thym à thujanol** 2 gouttes
- HV noisette 2 gouttes

Appliquez sur l'estomac et le foie, 3 fois en 24 heures. 1 jour de traitement suffit si problème ponctuel d'indigestion. En cas de digestion lente chronique, faites une cure de 10 jours selon les mêmes posologies.

À avaler (à partir du 4e mois de grossesse)
- HE **citron** 1 goutte
- HE **gingembre** 1 goutte

Versez sur un comprimé neutre et laissez fondre sous la langue, 3 fois en 24 heures. 1 jour de traitement suffit si problème ponctuel d'indigestion. En cas de digestion lente « chronique », faites une cure de 10 jours selon les mêmes posologies.

Mes conseils en +

Tisane « anti-indigestion ». Buvez des tisanes de romarin et menthe (mélange à parts égales). Versez 1 cuillère à café de ce mélange dans une tasse, recouvrez d'eau frémissante. Laissez infuser 6 minutes. Filtrez. Buvez 2 à 3 tasses dans la journée.

Prenez de l'homéopathie : Nux vomica 5 CH, 2 granules 3 fois par jour.

Infection gynécologique

Pertes blanches vraiment très abondantes[1] ou grisâtres (leucorrhées), herpès, inflammation du vagin (vaginite), mauvaises odeurs locales… la liste des petits soucis génitaux est longue. En principe, le pH des sécrétions vaginales – de 4,5 – est acide et limite donc naturellement la prolifération bactérienne (des « mauvaises » bactéries). Si un déséquilibre de la flore vaginale s'installe, avec moins de *Lactobacillus* (donc moins d'acide lactique), le pH des sécrétions augmente, pavant la voie à la prolifération des germes agressifs. Cette situation est généralement provoquée par un déséquilibre hormonal ou la prise d'antibiotiques.

1. Les femmes enceintes produisent naturellement plus de sécrétions vaginales pendant leur grossesse. Tant que vous ne constatez pas d'autres symptômes, il n'y a rien d'anormal, donc rien à soigner.

Problème : une infection gynécologique pendant la grossesse peut avoir des conséquences fâcheuses pour le bébé, allant de la prématurité et du petit poids de naissance à, plus rares, l'avortement spontané ou la septicémie néonatale. À soigner énergiquement, donc.

Le conseil aroma

Suivant l'importance du problème, vous utiliserez une ou plusieurs de ces formules en association. En cas de « petit problème » : irrigations + applications locales. Si les troubles sont plus importants, associez les trois premières formules chaque jour pendant 5 à 6 jours. Si vraiment vous ne vous en sortez pas, il faudra associer « l'antibiotique et antimycosique extra-puissant » : l'origan.

À appliquer

- HE **arbre à thé** 1 goutte
- HE **ravintsara** 1 goutte
- HE **laurier noble** 1 goutte
- HV noisette 5 gouttes

Appliquez sur le pubis 3 fois par jour.

En irrigations vaginales

- HA lavande vraie
- HA rose
- HA camomille
- HA thym

Mélangez tous ces hydrolats à parts égales, de façon à obtenir un flacon de 200 ml. Instillez 20 ml dans le vagin, 2 fois par jour pendant 4 à 5 jours, au moyen d'une poire vaginale.

ATTENTION !

Il s'agit d'hydrolats et non d'huiles essentielles.

Voie vaginale

Commandez ces ovules à l'officine

HE *pistacia lentiscus* (lentisque pistachier)	30 mg
HE *eucalyptus citriodora* (eucalyptus citronné)	50 mg
HE *lavandula spica* (lavande aspic)	50 mg
HE *thymus thujanoliferum* (thym à thujanol)	20 mg

Mettez 2 ovules par jour, 1 le matin et 1 le soir, pendant 5 à 6 jours.

À avaler (à partir du 4e mois de grossesse), si infection importante

- HE **origan compact** 2 gouttes

Versez sur un comprimé neutre et laissez fondre en bouche, 4 fois par jour pendant 5 jours.

Mes conseils en +

Réparez la flore vaginale à l'aide de tampons et ovules aux probiotiques (en pharmacie sous différentes marques), à raison de 3 ovules par semaine, le soir, au coucher. Et un tampon par jour à garder 2 heures les autres jours.

Un recours aux médicaments classiques peut se révéler indispensable, notamment la prise de métronidazole (exclusivement sur prescription médicale).

Pensez également à l'utilisation d'ovules à l'acide ascorbique (vitamine C), type Prevegyne® : en se dissolvant, il libère localement l'acide qui diminue le pH vaginal, l'aidant à retrouver son équilibre. En prévention, insérez-en 1 par jour, 6 jours par mois pendant 3 mois.

Infertilité, difficulté de conception, stérilité, désir de grossesse non abouti

On ne tombe pas enceinte « à tous les coups », à chaque rapport. Ce serait trop facile ! En réalité, le taux de fertilité est relativement médiocre pour l'espèce humaine. Cependant, l'infertilité est considérée comme avérée lorsqu'un couple ne parvient pas à concevoir après une période de rapports réguliers de 18 mois à 2 ans. Selon les spécialistes, le « responsable » de ce problème, dans le couple, est presque autant monsieur (30 %) que madame (40 %). 70 % des cas d'infertilité sont donc liés à l'un ou l'autre (ou les deux) partenaires. Restent 30 % de responsables « inconnus », ou plutôt multifactoriels. Mais avant d'incriminer « la fatalité », rappelez-vous qu'avant la grossesse, la santé des deux parents (et pas seulement de la maman, loin s'en faut !) est capitale. Rappelez-vous aussi que le stock d'œufs de maman est prêt depuis sa naissance ou presque, et fort bien protégé, alors que le sperme de papa est fabriqué, lui, au jour le jour, et de ce fait bien plus fragile et sensible à la pollution, aux variations de température, à l'alimentation, au tabagisme, etc. Aussi, la santé (spermatozoïdes et ovules sains) et le bien-être mental et émotionnel des deux partenaires sont capitaux pour « mettre un bébé » en route et pour que la santé de ce futur bébé soit éclatante.

Les huiles essentielles ne rendront jamais fertile un couple qui ne l'est pas ! Ne fondez donc pas d'espoirs démesurés sur leur action. En revanche, elles peuvent vraiment aider certains couples, dont les grossesses difficiles à mettre en route et sans cause médicale sont souvent liées à un blocage psychologique (de l'homme, de la femme, du couple) ou à un infime dérèglement des ovaires (de la femme). Ces deux facteurs sont accessibles à l'aromathérapie.

Blocage psychologique (hommes et femmes)

Vous n'en avez pas forcément conscience, ce peut être une culpabilité par rapport à quelqu'un, un stress, un surmenage, bref, vous ne « laissez pas venir l'enfant ».

À respirer
- HE **rose de Damas**

Respirez à même le flacon ouvert 3 à 5 fois/jour

+

Appliquez 1 goutte à l'intérieur de chaque poignet et respirez, 3 à 4 fois par jour, jusqu'à réussite.

Cette huile essentielle est à utiliser pure. Elle possède une puissance assez étonnante pour lever des « blocages » et aider à « lâcher prise », c'est-à-dire à évacuer des stress très violents, profondément enfouis.

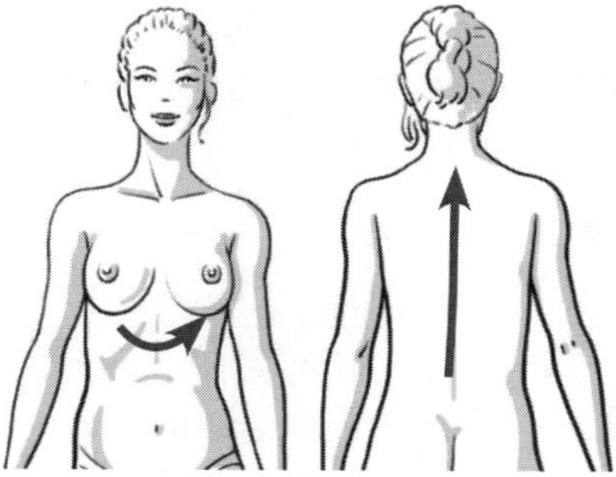

À appliquer
- HE **rose de Damas** 3 gouttes
- HV calophylle 1 cuillère à café

Massez le plexus solaire et le long de la colonne vertébrale (homme et femme). Le meilleur moment est le soir, pour une détente totale et des rapports sexuels harmonieux. Continuez durant plusieurs semaines si nécessaire.

Dérèglement des ovaires

Les organes « fonctionnent » normalement mais leurs récepteurs sont perturbés.

À respirer
- HE **sauge sclarée**

Inhalez la sauge sclarée à même le flacon ouvert 2 à 3 fois par jour pendant les 5 jours d'ovulation (du 8e au 13e jour du cycle). Cette huile essentielle ne possède pas d'action directe sur les ovaires, mais agit indirectement sur les récepteurs, par olfaction. Elle peut, dans certains cas, rendre possible une grossesse inespérée.

Mes conseils en +

Ne vous découragez pas : le chemin est parfois long, très long.

Évitez de médicaliser à l'extrême la situation, et de focaliser sur l'absence d'enfant au point de planifier les rapports, de ne plus penser qu'à ça. Cette attitude peut mettre le couple en danger, et vous aussi. On ne compte plus les grossesses qui se sont déclenchées une fois que les partenaires avaient accepté de ne pas avoir d'enfant malgré des examens et tentatives sans fin : ils se retrouvent enfin, libérés de ce véritable stress, admettent que ce n'est pas un « échec », et ce lâcher-prise est propice : la femme tombe enceinte. C'est courant.

Si vous souhaitez démarrer une grossesse, n'oubliez pas « les bases » : pas de tabac, pas d'alcool, moins de café, plus de sommeil.

Ayez une activité physique régulière.

Certaines déficiences en micronutriments (vitamines, minéraux…) sont corrélées avec une infertilité. À l'inverse, une complémentation nutritionnelle bien conduite et 100 % adaptée aux besoins des partenaires, peut déclencher une grossesse. En outre, ce sont des vitamines et minéraux très importants pour la santé du bébé, qui pourra ainsi les puiser avec certitude dans les stocks de sa maman. Ce point est spécialement important durant le 1er trimestre de la grossesse, période cruciale. Selon les nombreuses études portant sur ce sujet, voici les posologies habituellement préconisées :

- *Le zinc :* 30 mg par jour pendant 2 mois pour l'homme. Il augmente le taux de testostérone, améliore la qualité des spermatozoïdes et leur mobilité. C'est un minéral **in-dis-pen-sa-ble** pour procréer.

Mes conseils en + *(suite)*

- *Le magnésium :* 400 mg par jour. Il améliore la qualité et la mobilité des spermatozoïdes.
- *La vitamine B9 :* 400 µg par jour. Elle augmente la fertilité.
- *Le sélénium :* 100 µg par jour. Il augmente la fécondité.
- *Le coenzyme Q10 :* 100 mg par jour. Il est nécessaire à la formation de l'ADN (la « photocopie » du papa et de la maman pour construire un nouvel être).
- *Les vitamines B :* en complexe, 1 gélule par jour. Elles augmentent la production de testostérone.
- *Les oméga 3* (huile de lin) : 2 g par jour d'acide linolénique. Ils concentrent les spermatozoïdes et améliorent leur motilité.

Les protéines :

- La L. carnitine : 3 g par jour pendant 3 mois. Pour la qualité du sperme.
- La L. arginine : 4 g à 20 g par jour pendant 3 mois.

Et

- La L. lysine : 500 mg par jour pendant 3 mois.

Ces acides aminés génèrent de l'acétylcoenzyme A (cycle de Krebs) très impliquée dans la production des hormones. Ils œuvrent pour la qualité de l'ADN et pour une belle énergie.

Pour être efficace, la supplémentation doit commencer entre 3 et 6 mois avant le début de la grossesse. Et elle doit concerner monsieur et madame !

Pour les femmes seulement. Suivez un traitement de phytothérapie adapté : certaines plantes possèdent de puissants effets impliqués dans la fertilité et la reproduction, notamment dans les glandes ovariennes. Consultation indispensable pour une solution sur mesure.

LES PRINCIPAUX PROBLÈMES LIÉS À L'HOMME

- Une anomalie génétique.
- Une pollution dans l'environnement :
  - Les perturbateurs endocriniens, dont les xénœstrogènes (parabens et autres polluants dans les cosmétiques, divers produits...), plastifiants organochlorés, bisphénol, phtalates, insecticides pyréthrines, ignifuges...
  - Les antiandrogènes (utilisés dans les traitements contre le cancer de la prostate, ou, plus particulièrement, chez les « délinquants sexuels »). Le houblon de la bière est aussi un antiandrogène (faible, heureusement !).
  - Les métaux lourds toxiques que nous respirons, avalons, appliquons sur la peau, fumons : plomb, cadmium, dioxine.
- Une alimentation inadaptée :
  - Obésité, maigreur.
  - Manque d'oméga 3 (surtout de DHA).
- Une mauvaise hygiène de vie :
  - Tabagisme, consommation d'alcool, de drogue.
  - Vêtements inadaptés (notamment trop chauds au niveau des testicules).
  - Environnement trop chaud (bains chauds, saunas répétés, vie professionnelle dans un endroit très chaud).
  - Stress oxydatif, c'est-à-dire vieillissement accéléré lié à un « bombardement » de radicaux libres (travail dans un pressing, une profession en contact avec des produits chimiques, de bricolage, pompiers...).
- Une maladie ou une conséquence d'un traitement :
  - Varicocèle.
  - Chlamydiae.
  - Anticorps antispermatozoïdes dans le sperme. Ils provoquent l'agglutination des gamètes, leur mobilité s'en trouve réduite.
  - Effets secondaires de certains médicaments.
  - Détérioration du sperme.
  - Manque de sperme (azoospermie) ou de spermatozoïdes.

LES PRINCIPAUX PROBLÈMES LIÉS À LA FEMME

- Une cause physique :
  - Mauvais état des trompes utérines (obstruées ou spasmées).
  - Glaire cervicale insuffisante.
  - Problèmes liés aux ovaires.
  - Avortements antérieurs.
  - Certaines maladies sexuellement transmissibles (blennorragie gonococcique, chlamydiae, condylomes, herpès génital, trichomonas, papillomavirus…).
- Une cause physiologique :
  - Endométriose.
  - Colibacillose.
  - Déséquilibre hormonal.
- Une cause psychologique :
  - Traumatismes affectifs récents ou non.

Seule une consultation des deux partenaires permettra d'explorer une à une toutes les pistes, et de traiter d'éventuelles causes médicales. Même certaines formes atypiques de diabète peuvent être à l'origine de l'infertilité, il est donc indispensable de s'en remettre à une équipe médicale compétente, et ne pas hésiter à demander plusieurs avis si nécessaire.

Insomnie

Difficultés d'endormissement ? Réveils nocturnes ? Sommeil insuffisamment reposant ? Pourtant, vous devez « prendre des forces », autant, sinon plus, que tout le monde... Hélas, au 3e trimestre, votre sommeil peut être perturbé, comme si votre corps vous habituait aux courtes nuits à venir, lorsque bébé sera là et qu'il faudra aller le nourrir et le voir plusieurs fois pendant la nuit. Pour autant, pas question de passer des nuits blanches ! Confiez votre sommeil fractionné aux huiles essentielles, et bonne nuit les futurs mamans et bébés...

À diffuser et à respirer

- HE **lavande vraie**

Diffusez 15 minutes dans la chambre, à l'heure du coucher.

+/ou

Versez quelques gouttes sur l'oreiller.

+/ou

- HE **camomille noble**

Respirez le contenu du flacon ouvert en 4 ou 5 inspirations profondes au dernier moment, lumière éteinte.

+/ou

Versez quelques gouttes sur l'oreiller.

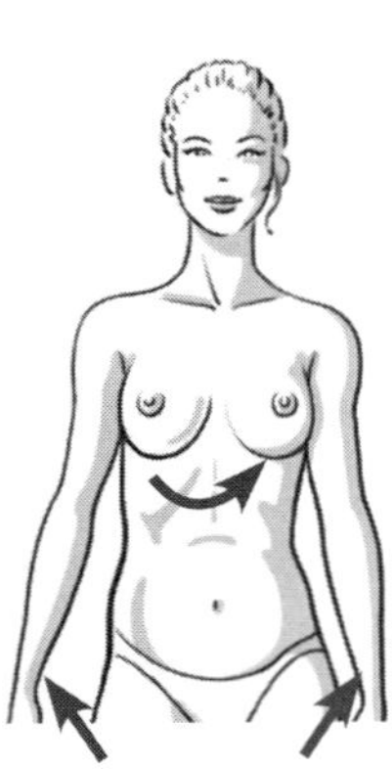

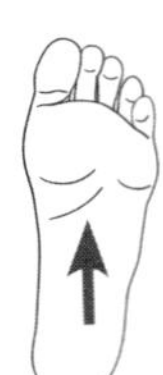

À appliquer

- HE **marjolaine** 2 gouttes

Appliquez sur le plexus solaire, la face interne des poignets et la voûte plantaire, au moment du coucher.

Ou

- HE **marjolaine** 1 goutte
- HE **lavande vraie** 1 goutte

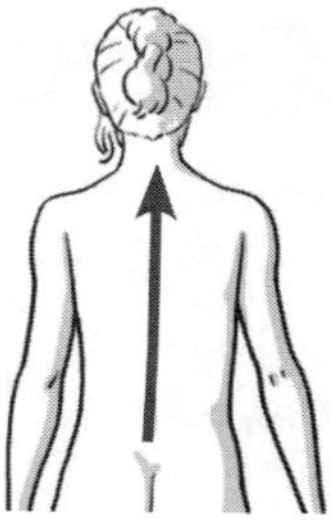

- HE **ylang-ylang** 1 goutte
- HV noisette 10 gouttes

Faites-vous masser la colonne vertébrale avec ce mélange 15 minutes au moment du coucher.

En bain

- HE **ylang-ylang** 2 gouttes
- HE **lavande vraie** 5 gouttes
- HE **marjolaine** 5 gouttes
- ◊ Base pour bain 1 cuillère à soupe

Le soir, versez votre mélange dans la baignoire une fois l'eau coulée (38 °C). Prenez un bain d'au moins 15 minutes, sortez de l'eau sans vous rincer, enveloppez-vous dans un peignoir moelleux et allez vous coucher.

Mes conseils en +

Prenez de l'homéopathie : Nux vomica 5 CH, 2 granules, 3 fois par jour.

La phyto « sommeil » et antinervosité : EPS escholtzia, 1 cuillère à café dans un verre d'eau, le soir au coucher.

Tisane « Morphée ». Buvez des tisanes de tilleul, aubépine, camomille, mélisse (mélange à parts égales ou en unitaires). Versez 1 cuillère à café de plante(s) dans une tasse, recouvrez d'eau frémissante. Laissez infuser 10 minutes. Filtrez. Buvez 1 tasse, ½ heure avant le coucher.

Octroyez-vous une sieste dans la journée, elle sera plus reposante qu'un sommeil anarchique la nuit prolongé par une espèce de grasse matinée le matin. Donc, ne changez rien à vos horaires de couchage et de lever, mais ajoutez une petite sieste si possible. Une demi-heure suffit.

Mes conseils en + *(suite)*

Jusqu'au 4e mois environ, vous arriverez à dormir « comme d'habitude ». Ne vous inquiétez pas de votre position, le bébé s'en moque complètement : sur le côté, le ventre, le dos, tout lui va, et il en ira de même durant toute votre grossesse. En revanche, vous, au fil des mois, vous n'aurez plus guère le choix : sur le côté ou sur le dos. Essayez de vous habituer à dormir sur le côté, vous faciliterez votre sommeil, votre circulation et votre bien-être.

Normalement, au 4e mois, vous dormez plutôt bien. D'ailleurs, d'une manière générale, tout se passe à merveille au 2e trimestre. Profitez-en. Vous constaterez même probablement que vous rêvez beaucoup la nuit, signe d'un sommeil profond. Ça ne vous rappelle pas votre enfance ? En revanche, plus on avance dans la grossesse, plus bébé va remuer, pas forcément aux heures où ça vous arrangerait le plus. Par exemple, pendant la nuit.

JAMBES LOURDES

Les conseils de cette page conviennent aussi si vous souffrez de varices et de lymphœdème.

Vos jambes sont lourdes, gonflées, c'est encore pire lorsque vous prenez l'avion ? Ces sensations s'accompagnent d'un œdème, éventuellement de varices ? Les hormones féminines ont encore frappé, elles se déchaînent pour perturber la circulation du sang et malmener les veines. Classique. Heureusement, les HE veillent, et restaurent la fluidité sanguine.

À appliquer
- HE **citron** 5 gouttes
- HE **hélichryse** 5 gouttes
- HE **lentisque pistachier** 5 gouttes
- HE **thym à thujanol** 5 gouttes
- HV calophylle 1 cuillère à café

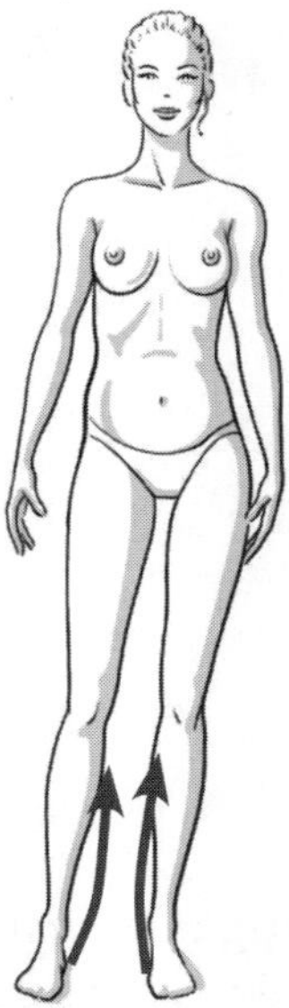

Appliquez toute la formule en massage, des chevilles jusqu'aux genoux, 2 fois par jour pendant 10 à 20 jours. Renouvelez en cas de grosses chaleurs ou de situation à risques (vol aérien long courrier par exemple).

En bain

- HE **citron** 10 gouttes
- HE **thym à thujanol** 10 gouttes
- ◇ Base pour bain 1 cuillère à soupe

Versez votre mélange dans la baignoire une fois l'eau (tiède) coulée. Le soir, prenez un bain de 15 minutes environ, sortez de l'eau sans vous rincer, enveloppez-vous dans un peignoir moelleux et allez vous coucher.

Mes conseils en +

Prenez de l'homéopathie : Arnica 5 CH et *Hamamélis* 5 CH, 2 granules de chaque, 3 fois par jour pendant 20 jours.

Tisane « jambes légères ». Buvez des tisanes de vigne rouge, hamamélis, menthe (mélange à parts égales). Versez 1 cuillère à café de ce mélange dans une tasse, recouvrez d'eau frémissante. Laissez infuser 10 minutes. Filtrez. Buvez 2 à 4 tasses par jour pendant 10 jours.

Surélevez vos jambes lorsque vous êtes en position couchée. Installez par exemple un oreiller sous les genoux et mollets.

Marchez, nagez : la marche, la natation (et tout ce qui est « mouvement dans l'eau ») stimule la circulation de retour. Le simple fait de rester debout dans l'eau équivaut à porter un bas de contention ! En revanche, évitez au maximum de piétiner, de faire du surplace, surtout s'il fait chaud.

Massez-vous, faites-vous masser.

Mes conseils en + *(suite)*

Si vous devez rester debout dans la journée, pensez à mettre des bas de contention : ils sont maintenant jolis, et vraiment efficaces. En fin de journée, vous serez très nettement moins fatiguée des jambes, voire plus du tout ! Attention : toutes les marques ne se valent pas. Optez pour la qualité. Un bas de contention au maillage insuffisant ne servira à rien.

Alternez les eaux riches en minéraux (type Contrex) avec des marques au contraire très peu minéralisées (type Mont Roucous).

Libido pendant la grossesse

Pas toujours simple de concilier les deux, entre fatigue et peur de « faire mal » au bébé... Si votre libido montre des signes de faiblesse, convoquez les huiles essentielles.

À respirer

- HE **rose de Damas**

Respirez à même le flacon ouvert, 3 à 4 fois par jour.

À appliquer

- HE **rose de Damas** 3 gouttes

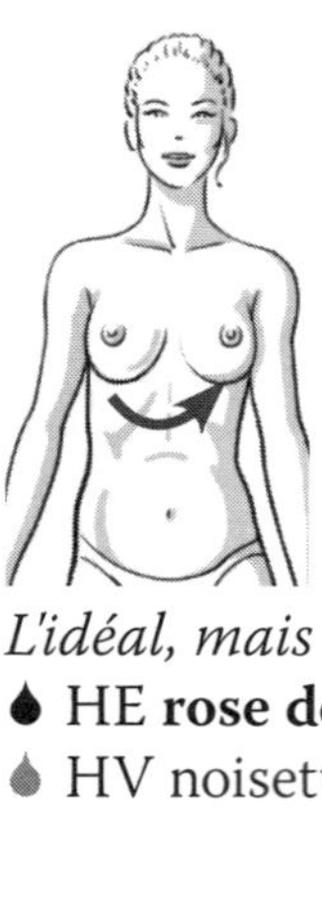

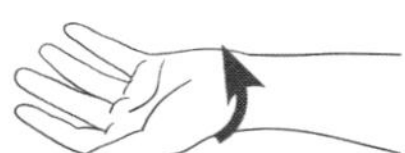

Appliquez 1 goutte sur le plexus solaire, 1 goutte sur la face interne de chaque poignet et respirez profondément, matin et soir, jusqu'à amélioration.

+/ou

L'idéal, mais onéreux

- HE **rose de Damas** 1 ml
- HV noisette 9 ml

Ou

Efficace également

- HE **ylang-ylang** 1 ml
- HV noisette 9 ml

Demandez à votre partenaire de vous masser la colonne vertébrale avec quelques gouttes de l'un ou l'autre de ces mélanges, le soir.

Mon conseil en +

La sexualité pendant la grossesse… toute une histoire, qui dépend de chaque femme. Pour certaines, c'est le nirvana, pour d'autres, un chemin plutôt chaotique ou… le désert des Tartares. Dans tous les cas, surtout, ne culpabilisez pas : les hormones sont aux commandes.

Lumbago

Accidentel, faux mouvement, port d'une charge lourde n'importe comment = dos coincé. Aïe !

À respirer

- HE **camomille**

Respirez à même le flacon ouvert, 3 à 4 fois par jour pendant 2 ou 3 jours, pour aider le muscle à se décontracturer.

À appliquer

- HE **eucalyptus citronné** 5 gouttes
- HV arnica 5 gouttes

Ou (formule plus complète)

Dans un flacon de 10 ml, mélangez :

- HE **gaulthérie** 1 ml
- HE **eucalyptus citronné** 1 ml
- HE **lavande vraie** 2 ml
- HE **hélichryse** 0,5 ml
- HV arnica qsp 10 ml

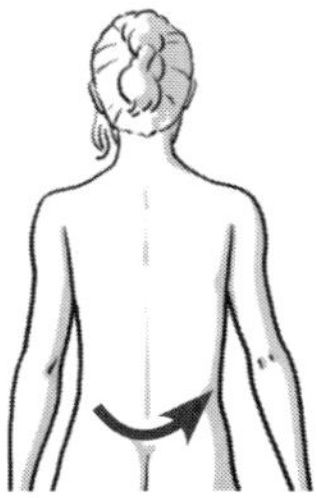

Massez la zone douloureuse avec ce mélange, 3 fois par jour, pendant 3 à 4 jours.

Mon conseil en +

Prenez de l'homéopathie : Arnica 5 CH, 3 granules 3 fois par jour pendant 20 jours.

MAL DE DOS (CHRONIQUE)

Les lombalgies, tensions du cou et des épaules, et la sciatique sont des maux de dos très courants à partir du 5e mois de grossesse. La colonne vertébrale se plaint à sa manière de ce poids trop élevé et du corps déséquilibré par le « gros ventre ». De plus, l'utérus, volumineux, est de plus en plus lourd et oblige à une cambrure anormale, provoquant des lordoses (douleurs aux lombaires) et des tensions musculaires. Les muscles des abdominaux sont, en outre, relâchés, ne faisant plus leur travail de maintien. Il vous reste plusieurs mois à « tenir », vous n'allez tout de même pas souffrir tout ce temps !

À appliquer

- HE **lavande vraie** 10 gouttes
- HE **laurier noble** 10 gouttes
- HE **camomille** 5 gouttes
- HE **eucalyptus citronné** 5 gouttes
- HV arnica 1 cuillère à soupe

Demandez à votre partenaire (ou à un proche) de vous masser le dos avec cette formule, après le bain ou la douche, chaque fois que nécessaire. Vous pouvez aussi faire un automassage des lombaires : moins pratique, mais efficace quand même.

Spécial sciatique : massez avec le même type de formule (divisez les quantités par deux) le long du nerf et autour des points de sciatique douloureux, 2 à 3 fois par jour jusqu'à amélioration.

En bain

- HE **eucalyptus citronné** 10 gouttes
- HE **lavande vraie** 10 gouttes
- ◊ Base pour bain 1 cuillère à soupe

Versez votre mélange dans la baignoire une fois l'eau (chaude = antalgique) coulée. Le soir, prenez un bain de 20 minutes environ, sortez de l'eau sans vous rincer, enveloppez-vous dans un peignoir moelleux et allez vous coucher bien au chaud sous la couette.

Mes conseils en +

Prenez de l'homéopathie : Arnica 9 CH, 2 granules 3 fois par jour pendant 10 à 20 jours.

Faites des exercices pour étirer, faire « grandir » la colonne vertébrale. Les étirements dorsaux mettent à l'abri d'un nombre incalculable de douleurs, y compris les sciatiques récidivantes chez certaines personnes. Tout cela sans vraiment faire de la gym, ce sont des exercices sans aucune difficulté, accessibles à toutes, que vous devriez conseiller à vos amies… même non enceintes.

Reposez-vous, allongez-vous, pour soulager la colonne dès qu'elle « tire » : ne restez pas debout inutilement. En revanche, rien de pire pour aggraver les douleurs chroniques que d'être trop sédentaire : marchez autant que possible, à votre rythme, selon vos possibilités.

Évidemment, proscrivez tout effort incongru : ce n'est pas le moment de porter des choses lourdes, de déménager, de rapporter des packs d'eau du supermarché.

Remisez les talons hauts dans vos placards, surtout les deux derniers mois de grossesse. Ils accentuent la cambrure, donc les douleurs lombaires.

Mal des transports

Les nausées, encore les nausées… cette fois-ci, elles ne sont pas dues à vos hormones, mais à des perceptions que votre cerveau n'arrive pas à interpréter, qui pourraient en gros se résumer à ceci : le paysage « bouge » alors que vous, vous ne bougez pas. Comment est-ce possible ?

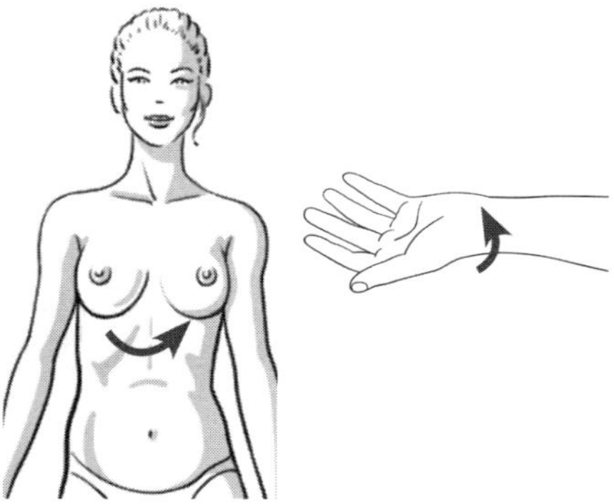

À appliquer
- HE **gingembre** 4 gouttes

Appliquez 2 gouttes sur la face interne des poignets et 2 gouttes sur le plexus solaire, autant de fois que nécessaire au cours du trajet.

À avaler
- HE **citron** 1 goutte

Ou

- HE **gingembre** 1 goutte

(Testez les 2 et adoptez celle qui vous convient le mieux en termes d'efficacité, d'odeur, de saveur.)

Versez sur un comprimé neutre ou un petit sucre et laissez fondre sous la langue, autant de fois que nécessaire au cours du trajet. Ne dépassez cependant pas 4 prises.

Mes conseils en +

Mangez avant le départ.
Allongez-vous ou, en tout cas, faites le moins de choses possible, économisez vos gestes.
Évitez les odeurs fortes (cuisine, essence, parfum).

Mes conseils en + *(suite)*

Buvez de l'eau par petites gorgées.
Prenez de l'homéopathie : Cocculus 5 CH, 2 granules au départ, à renouveler 4 heures plus tard si le voyage et le mal-être se prolongent.

Mal de tête

Les maux de tête sont très fréquents en début de grossesse, à cause d'un ajustement circulatoire responsable de variations de la pression artérielle. Le temps que « tout se mette en place », il est possible que vous souffriez régulièrement de maux de tête, et ce d'autant que vos muscles du cou se contractent à cause de la fatigue, ce qui n'arrange rien. Comme pour tout mal de tête, ceux pendant la grossesse sont provoqués par une vasoconstriction douloureuse. Les petits vaisseaux sanguins se contractent brusquement, il faut les « détendre ». En revanche, bonne nouvelle : si vous êtes habituellement sujette aux migraines, elles devraient s'espacer et s'atténuer pendant ces 9 mois.

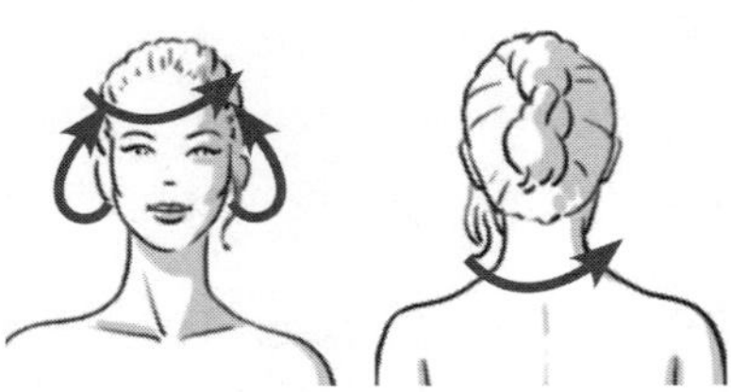

À appliquer

- HE **lavande vraie** 1 goutte
- HE **basilic** 1 goutte
- HE **laurier noble** 1 goutte
- HV arnica 2 gouttes

Appliquez localement, sur les tempes, le front et/ou la nuque (là où « ça fait mal »), 1 à 3 fois par jour (si nécessaire).

À diffuser à la maison, au bureau, en voiture…

- HE **lavande vraie**

Diffusez 10 minutes. Renouvelez 2 ou 3 fois par jour. Cette voie procure une légère amélioration. Si votre migraine/mal de tête est fort, préférez la voie cutanée.

Mes conseils en +

Tisane anti-mal de tête. Buvez des tisanes de camomille et menthe. Versez 1 cuillère à café de chaque plante dans une tasse, recouvrez d'eau frémissante. Laissez infuser 10 minutes. Filtrez. Sucrez au miel de lavande. Buvez 2 à 3 tasses par jour.

Prenez de l'homéopathie : Belladonna 5 CH, 2 granules 3 fois par jour pendant 1 ou 2 jours si nécessaire.

Relaxez-vous au calme, en évitant au maximum les sollicitations sensorielles (bruit, lumière, odeur forte...)

En prévention (et pendant les douleurs), étirez doucement et longuement vos muscles cervicaux en bougeant la tête de droite à gauche, de bas en haut, et en dessinant de longs cercles dans les deux sens. Prenez l'habitude de faire ces petits exercices plusieurs fois dans la journée, surtout si vous êtes face à votre écran d'ordinateur ou que vous maintenez toute la journée une position, par exemple allongée. Les étirements dans l'eau chaude (piscine...) sont aussi fortement recommandés.

Buvez de l'eau, des bouillons, des soupes et des tisanes anti-mal de tête : une déshydratation, même faible, peut suffire à provoquer des maux de tête.

Vous pouvez prendre un peu de paracétamol (pas beaucoup et pas souvent !). Mais pas d'aspirine !
Si les maux de tête ne cèdent pas malgré vos efforts, parlez-en à votre médecin : peut-être trahissent-ils une infection dentaire, ou des sinus, ou un problème de pression artérielle.

MASQUE DE GROSSESSE (CHLOASMA)

Des taches ou traînées brunes, un peu comme de grandes taches de rousseur, fleurissent parfois en milieu de grossesse, sur le visage des futures mamans, surtout les brunes à peau mate. Cette hyperpigmentation du front, des joues et du menton est due à l'augmentation des dépôts de mélanine de façon anarchique. Le tout s'aggrave (ou se déclenche) au soleil. C'est la loterie : après l'accouchement, elles disparaîtront d'elles-mêmes... ou pas. Dès que les taches apparaissent, et jusqu'à la fin de la grossesse, maîtrisez-les grâce aux huiles essentielles.

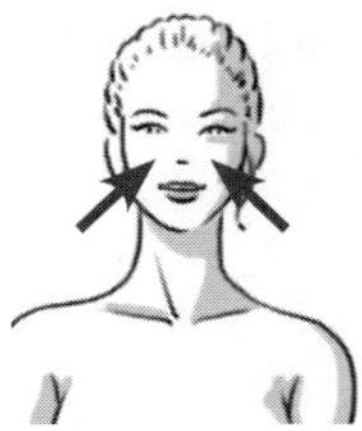

À appliquer

- HE **céleri** 1 goutte
- HE **citron** 1 goutte
- HV argan 2 gouttes

Appliquez localement, sur les taches, le soir uniquement (pas le matin surtout, cela risquerait d'aggraver les taches en cas d'exposition au soleil !).

Mes conseils en +

Un trait brun, tache pigmentaire typique de la grossesse, peut apparaître sous le nombril vers le 5e mois de grossesse. Il s'en ira comme il est venu, après la naissance de votre bébé. Ne vous en préoccupez pas, n'appliquez pas d'huile essentielle dessus.

Avant toute chose, protégez votre peau du soleil. Les taches, c'est à cause de lui ! Et attention aux huiles essentielles photosensibilisantes, comme le citron : ne les appliquez pas le matin avant de sortir. Si vous devez les utiliser, c'est le soir : les principes actifs responsables des taches auront le temps de s'évaporer dans la nuit…

Prenez 2 capsules d'oméga 3 chaque soir + 1 comprimé d'antioxydants le matin (les deux vont automatiquement de pair : ne prenez pas d'oméga 3 sans antioxydants, d'autant que ces derniers, outre qu'ils protègent les oméga 3, préviennent l'apparition des taches). Rappel : stoppez 3 semaines avant votre accouchement, les oméga 3 sont des fluidifiants sanguins, vous risqueriez l'hémorragie au moment de la délivrance.

Avalez 2 capsules d'huile végétale de rose musquée le matin jusqu'à la fin de la grossesse.

…USTIQUES …UTRES BESTIOLES « PIQUEUSES »

Nous ne leur voulons aucun mal, simplement, chacun chez soi : elles restent dans leur coin et elles vous laissent tranquille dans le vôtre. Faites respecter vos droits et votre territoire : les moustiques et leurs amis ailés ont **horreur** des huiles essentielles. Surtout celles de citronnelle et, peut-être encore plus, d'eucalyptus citronné.

Prévention

À respirer et à diffuser

Dans un flacon de 10 ml, mélangez :

- HE **citronnelle** 2,5 ml
- HE **eucalyptus citronné** 2,5 ml
- HE **géranium rosat** 2,5 ml
- HE **lavande vraie** 2,5 ml

Répartissez sur l'oreiller, le pyjama ou la chemise de nuit, les membres exposés (bras, jambes…) pour constituer un bouclier efficace.

+

Diffusez à l'aide d'un diffuseur électrique, à raison de 15 à 20 minutes par soirée.

Si piqûre (moustique, guêpe, méduse, scorpion…)

À appliquer

- HE **lavande aspic** 2 gouttes

Appliquez sans cesse, toutes les 15 secondes pendant 3 minutes, puis tous les quarts d'heure pendant 2 heures.

Mon conseil en +

Prenez de l'homéopathie : Apis mellifica 5 CH, 2 granules 3 fois par jour pendant 2 jours.

MUMMY BLUES

Il s'agit d'une dépression qui se déclare *pendant* la grossesse et *à cause* de la grossesse. Mauvaise nouvelle : le mummy blues peut survenir dès le début de la grossesse et durer pendant 9 mois (pour près de 2 % des femmes)... et même s'étirer de quelques semaines à 8 mois après l'accouchement, le temps que mesdames les hormones se « remettent en place ». Cette dépression est d'autant plus déroutante qu'elle peut même toucher les futures mamans qui ont ardemment désiré cette grossesse. La bonne nouvelle : vous n'êtes pas seule (selon les sources, 2 à 15 % des femmes enceintes en seraient victimes, à des durées et des degrés divers), mais vous, vous avez les huiles essentielles pour atténuer votre souffrance. C'est important car, outre votre propre bien-être et celui de vos proches, désemparés face à votre douleur, il semble que le mummy blues augmente le risque de prématurité et de petit poids de naissance pour votre bébé. Donc, ne prenez pas vos symptômes à la légère, ne les niez pas : affrontez-les en vous aidant de l'aromathérapie.

ATTENTION !

Les antidépresseurs sont TOUS déconseillés pendant la grossesse.

À diffuser

- HE **ylang-ylang**
- HE **néroli** (associée à d'autres HE, type bois de rose, mandarine...)
- HE **orange**

Diffusez l'une ou l'autre de ces huiles essentielles par périodes de 10 minutes plusieurs fois dans la journée.

En bain
- HE **néroli** 5 gouttes
- HE **citron** 5 gouttes
- ◊ Base pour bain 1 cuillère à soupe

Versez votre mélange dans la baignoire une fois l'eau (tiède) coulée. Le matin, prenez un bain de 10 minutes, sortez de l'eau sans vous rincer. Par conséquent, prenez éventuellement votre bain aromatique après votre douche « lavante ».

Mes conseils en +

Comme l'indique le British Medical Journal, *le mummy blues a été « relativement négligé »* jusqu'à présent, le corps médical focalisant sur le baby blues (dépression après la grossesse). Pourtant, 13 % des femmes vivraient mal leur grossesse, c'est beaucoup (près du double du baby blues !) et... c'est dommage. Car loin de l'image d'Épinal de la grossesse euphorisante, cette période peut être d'autant plus mal vécue que les futures mamans se sentent incomprises de leur entourage. « Tu as de la chance d'être enceinte... »

Certains signes peuvent être évocateurs d'un mummy blues : par exemple, des vomissements qui persistent au-delà du 1er trimestre ou des petits maux inexpliqués et tenaces.

Le mummy blues est favorisé par une « pression » : votre famille ou votre mari attend de vous un enfant parfait, ou que vous viviez une grossesse idéale, que vous soyez une maman « aussi parfaite » que sa propre maman... Ce qui est impossible, vous le savez bien. Prenez en compte ces aspects psychologiques, et essayez de les traiter rationnellement. Ce n'est pas facile mais indispensable.

Prenez de l'homéopathie : Arnica 9 CH, 2 granules 3 fois par jour pendant le temps nécessaire.

Fleurs de Bach. Prenez 3 gouttes de Rescue 2 fois par jour. Chez certaines femmes, ce remède se révèle étonnamment efficace !

Mycoses buccale, unguéale, cutanée (bouche, ongle, peau)

Voir aussi « Mycose digestive » (p. 206).

Les mycoses peuvent siéger volontiers dans la bouche, sur l'ongle ou sur la peau. Les huiles essentielles pour les traiter sont les mêmes, mais on ne les utilise pas de la même façon ni à la même concentration, ni avec les mêmes supports. Soyez patiente : les mycoses ne disparaissent jamais du jour au lendemain.

Mycose buccale

En bain de bouche (dans la journée)
- HE **arbre à thé** 1 goutte
- HE **laurier noble** 1 goutte
- ◊ Labrafil 8 gouttes

Versez dans un petit verre d'eau tiède et faites 2 à 3 bains de bouche par jour.

En bain de bouche (le soir)
- HE **arbre à thé** 1 goutte
- HE **laurier noble** 1 goutte
- ◊ Labrafil 8 gouttes
- ◊ Probiotiques 1 sachet

Versez dans un verre d'eau tiède et faites 1 long bain de bouche après vous être brossé les dents.

À avaler (à partir du 4e mois de grossesse)
- HE **arbre à thé** 1 goutte
- HE **laurier noble** 1 goutte

Versez sur un comprimé neutre et laissez fondre en bouche 3 fois par jour pendant 10 jours.

Mycose unguéale (de l'ongle)

À appliquer
Dans un flacon de 10 ml, mélangez :
- HE **géranium rosat** 3 ml
- HE **arbre à thé** 4 ml
- HE **laurier noble** 3 ml

Versez 1 goutte du mélange sur l'ongle, au doigt ou au Coton-Tige et étalez bien, matin et soir, pendant 5 à 6 semaines.

Mycose cutanée (de la peau)

À appliquer
Dans un flacon de 15 ml, mélangez :
- HE **bois de rose** 1 ml
- HE **géranium rosat** 1 ml
- HE **arbre à thé** 3 ml
- HE **laurier noble** 3 ml
- HV jojoba 7 ml

Appliquez quelques gouttes sur la zone cutanée concernée, 2 fois par jour, pendant 5 à 6 semaines.

Mon conseil en +

Prenez de l'homéopathie : Candida albicans 9 CH, 2 granules 3 fois par jour pendant 2 mois.

Mycose digestive

Une mycose digestive provoque des troubles digestifs, mais aussi essaime et entraîne des mycoses diverses (dans la bouche, le vagin, sur la peau…). À chaque fois qu'il y a des candidoses récidivantes, par exemple plusieurs mycoses vaginales dans l'année, pensez à une mycose digestive, souvent le foyer d'origine.

L'analyse biologique demandée par votre médecin confirmera cette hypothèse, et précisera la nature de la mycose : le responsable est-il bien le *Candida albicans*, présent naturellement dans tout tube digestif ? Si oui, vous êtes à la bonne page : ce champignon ne devient pénible et à traiter que lorsqu'il est envahissant, présent en trop grande quantité.

À avaler (à partir du 4e mois de grossesse)

- HE **laurier noble** 1 goutte
- HE **arbre à thé** 1 goutte

Versez sur un comprimé neutre et laissez fondre en bouche 3 fois par jour pendant 20 jours. Stoppez 10 jours puis reprenez le traitement.

Mes conseils en +

Prenez de l'homéopathie : Candida albicans 9 CH, 2 granules 3 fois par jour.

Prenez des probiotiques : 1 sachet ou 1 gélule par jour, pendant 3 mois.

+ Prenez un complément nutritionnel avec de la glutamine, réparateur de la muqueuse intestinale, 3 par jour pendant 1 mois.

+ Prenez enfin de l'extrait de pépins de pamplemousse, 30 gouttes, 3 fois par jour pendant 20 jours.

Conseil alimentaire : les mycoses sont entretenues par le sucre, nourriture préférée de *Candida*. Dans l'idéal, visez le « zéro sucre ajouté » pendant quelque temps : pas de sucrerie, de viennoiserie, de soda… ces aliments sans intérêt nutritionnel ne devraient pas vous manquer beaucoup ! En revanche, forcez sur l'ail…

Nausées du 1er trimestre

Les célèbres. Elles seraient dues en partie à des pics hormonaux d'HCG (hormone gonadotrophine chorionique), et à leur impact digestif : l'estomac se rebelle et se contracte, outré par un tel afflux d'œstrogènes envoyés par le placenta. Elles sont en tout cas aggravées par des carences en vitamine B6. Et elles s'apaisent avec certaines huiles essentielles. Ouf !

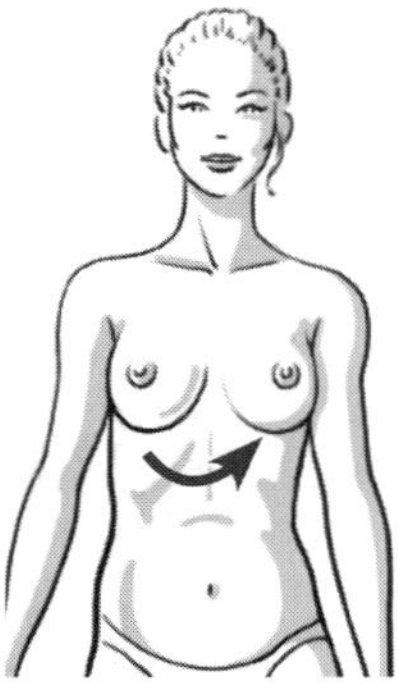

À appliquer

- HE **camomille** 1 goutte
- HE **gingembre** 1 goutte
- HV noisette 2 gouttes

Appliquez sur le plexus solaire autant de fois que nécessaire dans la journée.

À respirer

- HE **gingembre** 2 gouttes

Déposez sur la taie d'oreiller et l'abat-jour de la lampe de chevet pendant la lecture du soir, pour prévenir les nausées du lendemain matin.

À avaler (voie perlinguale)

- HE **citron** 1 goutte

Versez sur un comprimé neutre ou un peu de miel et laissez fondre sous la langue, 3 à 5 fois par jour.

Mes conseils en +

Alternez les différentes interventions suivantes :

- *Tisanes antinausées spécial « femmes enceintes » :*
  - *Express (très efficace !)* Buvez des tisanes de menthe séchée + gingembre râpé. Versez 1 cuillère à café de plante + le gingembre râpé dans une tasse, recouvrez d'eau frémissante. Laissez infuser 10 minutes. Filtrez. Buvez 2 à 4 tasses par jour.
  - *Complète (mélange à faire préparer de préférence en pharmacie ou en herboristerie).* Pissenlit (racines) 10 g, mélisse (feuilles) 20 g, fumeterre (sommités fleuries) 20 g, chardon-marie (feuilles) 20 g, gingembre (racines) 10 g, camomille (fleurs) 10 g, menthe (feuilles) 20 g. Mettez 1 cuillère à café de ce mélange pour une tasse d'eau dans la casserole, portez à ébullition, laissez frémir 5 minutes. Coupez le feu. Laissez encore infuser 10 minutes. Filtrez. Ajoutez une rondelle de citron bio. Buvez 2 à 4 tasses par jour.

- *Un peu d'argile…* Versez 1 cuillère à café de poudre d'argile dans un verre d'eau, mélangez bien et avalez lentement, par petites gorgées. Cette préparation atténue voire fait disparaître la nausée en cours dans les 5 à 10 minutes après ingestion.

- *Prenez de l'homéopathie : Ipeca* 5 CH et *Nux Vomica* 5 CH, 2 granules de chaque 3 fois par jour jusqu'à la disparition des nausées.

- *Le parfait cocktail de la future maman au 1er trimestre de grossesse :* du jus de citron, du gingembre, de l'eau pétillante. Et en plus, c'est un délice ! À savoir : les agrumes sont naturellement antinausées. Le jus de citron est parfait dans ce rôle, ceux de pamplemousse et d'orange sont efficaces aussi. À condition de ne pas consommer au même repas, notamment au petit déjeuner, du café au lait (combinaison catastrophique).

Mes conseils en + *(suite)*

- *Mangez 4 à 6 fois par jour,* peu, plutôt que 3 repas plus importants. Réorganisez votre quotidien alimentaire : il s'agit de fractionner, bien sûr, pas de manger davantage.
- *Certaines femmes ont de telles nausées qu'elles vomissent, d'autres ont simplement le cœur « soulevé » par les odeurs fortes.* Dans tous les cas, cela devrait se calmer à partir du 4e mois.
- *Comparez vos nausées à un mal des transports, et agissez en conséquence :* pas de mouvements brusques, surtout le matin au réveil. Levez-vous tranquillement, doucement, sans agitation. Buvez votre « cocktail » et/ou faites votre première application aroma et/ou prenez vos granules avant de poser le pied à terre. Éventuellement, dégustez votre petit déjeuner au lit avant de vous lever : c'est une bonne astuce pour couper l'herbe sous le pied aux nausées matinales.

Ongles

Des ongles cassants, dédoublés, fragiles, qui accrochent les vêtements, blessent la peau en guise de caresse… c'est énervant. Trois possibilités, l'une n'excluant pas les autres : soit vous les brusquez en les exposant aux intempéries, à diverses pollutions, à un excès ou à un manque d'hygiène ; soit vous êtes fatiguée, ou suivez un régime trop strict (notamment déficient en vitamine A) ; soit votre embryon pille une bonne partie de vos minéraux, notamment le calcium et vous en manquez plus ou moins.

À appliquer

Dans 1 flacon de 5 ml, mélangez :

- HE **citron** 5 gouttes
- HV germe de blé 5 ml

Appliquez quelques gouttes le soir sur toute la longueur des ongles, en massant bien la lunule.

Mes conseils en +

Attention aux détergents, produits d'entretien, à toutes substances chimiques susceptibles d'agresser les ongles.

Coupez les ongles en rond (pas en carré) en suivant leur courbure naturelle. Limez-les s'ils accrochent.

Consommez des aliments riches en calcium : amande, sardine à l'huile (avec arête), produits laitiers, eaux minérales calciques...

OTITE

Cette inflammation de l'oreille survient suite à une rhinopharyngite, à un bain de mer ou en piscine, à un traumatisme de l'oreille (avion, plongée sous-marine). Elle peut être aiguë ou chronique, et s'associe souvent à des rhinopharyngites à répétition. Il faut donc désinfecter la gorge et le nez en même temps que les oreilles. L'aromathérapie est le traitement le plus rapide, le plus efficace et le plus naturel des otites. Mais une consultation reste obligatoire, d'une part pour poser le bon diagnostic, d'autre part pour surveiller l'évolution de l'infection. Très banale, l'otite n'en est pas forcément toujours bénigne.

À appliquer
- HE **eucalyptus radié** 1 goutte
- HE **eucalyptus citronné** 1 goutte
- HV noisette 3 gouttes

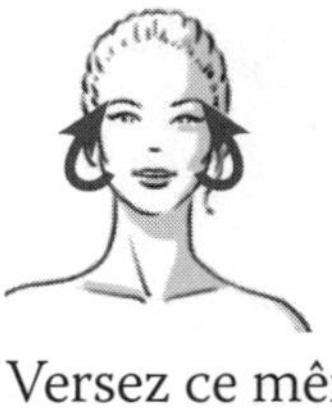

Appliquez 4 fois par jour en onctions périauriculaires (autour de l'oreille), pendant 5 jours.

+

Versez ce même mélange sur une mèche de coton, et introduisez doucement dans le conduit auditif, 3 fois par jour, jusqu'à la guérison.

Mes conseils en +

Seul un médecin ORL pourra diagnostiquer votre type d'otite. Il en existe 3 grandes familles :

- *l'externe :* douleur très violente, parfois écoulement de l'oreille ;
- *la moyenne :* même chose avec baisse de l'audition ;
- *la séreuse :* la plus fréquente, la douleur est moindre mais parfois permanente, on a l'impression d'avoir l'oreille qui se bouche et se débouche au fil des repas ou du mouchage. Il n'y a pas de fièvre.

L'otite cède normalement dans les 72 heures. Mais pour éviter les récidives, les séquelles – baisse auditive – ou les complications, poursuivez le traitement pendant une petite semaine, à raison de 2 fois par jour seulement, et éventuellement encore 1 fois par jour pendant quelques jours encore. Une otite séreuse peut nécessiter jusqu'à 3 mois de traitement.

Si ça ne va pas mieux dans les 24 à 48 heures, méfiance : vous n'avez pas posé le bon diagnostic, ou vous n'avez pas respecté les posologies. Les douleurs aux oreilles sont très fréquentes, et parfois la cause se situe ailleurs (gorge). Essayez de bien distinguer le point de départ du mal.

Ne paniquez pas. Les complications de l'otite sont rares, et l'intensité de la douleur n'a aucun rapport avec la gravité de l'affection.

Évitez le recours trop fréquent aux Coton-Tige : souvent mal utilisés, ils poussent le cérumen vers le fond du conduit auditif, facilitant le développement des bactéries. Une hygiène normale (douche, shampooing...) suffit à nettoyer la zone.

PALPITATIONS, MALAISES, ÉVANOUISSEMENTS

De nombreuses femmes se plaignent de palpitations pendant leur grossesse, elles « sentent » leur cœur cogner dans leur poitrine, ont des sueurs froides, des éblouissements voire « tombent dans les pommes ». Et, bien naturellement, tout cela les angoisse. Ces symptômes s'expliquent simplement : la tâche du cœur est de s'adapter en permanence à nos efforts et à de nouvelles situations, ce qui est le cas de la grossesse. Le volume de sang est plus élevé, le rythme cardiaque augmente, obligeant le cœur à travailler davantage. Mais ne vous inquiétez pas : c'est son travail ! S'ensuivent éventuellement des petits malaises bénins, faciles à surmonter ou à prévenir.

À appliquer

- HE **camomille** 1 goutte
- HE **petit grain bigaradier** 1 goutte
- HE **eucalyptus citronné** 1 goutte
- HV noisette 3 gouttes

Appliquez sur le plexus solaire et le plexus cardiaque autant de fois que nécessaire.

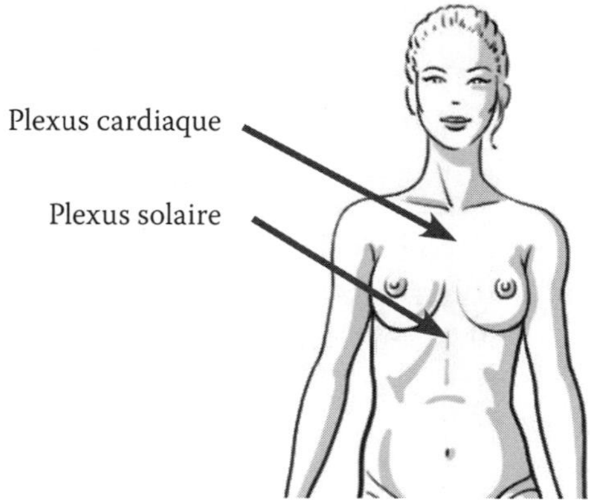

Voie aérienne
- HE **lavande vraie**
- HE **petit grain bigaradier**

Diffusez l'une ou l'autre de ces huiles essentielles 10 minutes le matin + 10 minutes le soir.

À avaler (voie perlinguale) (à partir du 4e mois de grossesse)
- HE **lavande vraie** 1 goutte
- HE **petit grain bigaradier** 1 goutte

Versez sur un comprimé neutre, laissez fondre sous la langue, 2 à 3 fois par jour.

Mes conseils en +

Prenez de l'homéopathie : Ignatia 5 CH ou *Gelsemium* 5 CH, 2 granules de l'un ou de l'autre, 3 fois par jour pendant 3 jours.

Si vous ne vous sentez pas bien et que le malaise point, allongez-vous sur le côté gauche, jambes surélevées.

Pensez à boire de l'eau et à manger très régulièrement pour éviter les hypoglycémies, qui elles aussi provoquent des malaises.

Attention aux endroits clos, fermés, trop chauffés, aux mouvements de foule, aux premiers jours de soldes, aux hammams : ce n'est pas pour vous.

Portez des vêtements amples au niveau de la taille.

Préparez des infusions d'aubépine et de mélisse (à parts égales) : 1 cuillère à café du mélange par tasse d'eau bouillante. Laissez infuser 10 minutes. Filtrez. Buvez 2 tasses par jour quelques jours de suite.

Parasites

Pour les parasitoses de type « candidose » (champignon), voir « Mycose digestive » (p. 206) et « Mycose buccale, unguéale, cutanée » (p. 205).

Les parasites cutanés les plus courants sont la gale et la teigne, ils sont relativement rares. Amibiase, oxyure, ascaris… : l'infestation intestinale par des vers, est au contraire, elle, extraordinairement répandue, surtout dans des familles ayant déjà des enfants, vecteurs n° 1 en raison d'une hygiène des mains parfois un peu douteuse.

Cutanés

À appliquer
- HE **arbre à thé** 1 goutte

Appliquez pure (si petite surface) ou diluée dans de l'alcool (quelques gouttes d'alcool à 90°), localement, 2 fois par jour pendant 24 heures.

Intestinaux

À avaler (à partir du 4e mois de grossesse)
- HE **arbre à thé** 1 goutte
- HE **thym à linalol** 1 goutte

Versez sur un comprimé neutre, laissez fondre en bouche, 3 fois par jour pendant 5 jours et renouvelez à la prochaine pleine lune.

Mes conseils en +

Parasitoses intestinales

Agir médicalement contre les parasites, c'est 50 % de la guérison. Les 50 % restants, ce sont des gestes d'hygiène à accomplir obligatoirement. Pas d'hygiène ? Le traitement n'aura strictement aucun effet, qu'il soit « classique » ou aux huiles essentielles. Les bases :

- *Lavage de mains obligatoire, avec brossage des ongles* – les œufs d'oxyures se cachent dessous et survivent plusieurs jours à l'air libre, donc l'enfant peut en transporter un peu partout, laissant quelques œufs sur sa table de travail, ses vêtements, sa brosse à dents... il n'y a pas mieux pour se recontaminer ou passer le parasite à ses frères, sœurs ou parents ! Direction le lavabo dès que l'on sort des toilettes, rentre de l'école, des courses, du parc, que l'on vient de caresser un animal ou avant de se mettre à table.

- *Les femelles oxyures pondent la nuit.* Leurs œufs sont éliminés par la douche, qu'il vaut mieux donc prendre le matin plutôt qu'un bain le soir.

- *En cas d'oxyures,* il est impératif de laver les jouets, les peluches, de nettoyer l'ensemble du linge touché ou porté par la personne contaminée.

Parasitoses cutanées

- À l'officine, il m'a été fréquemment demandé des *traitements aroma contre la teigne*, en particulier par des futures mamans ayant été contaminées par de jeunes enfants parasités, lors de voyages à l'étranger.

PÉRIDURALE

La péridurale est une anesthésie lombaire durant l'accouchement. Vous pouvez préparer votre corps à mieux la supporter.

À respirer
- HE **camomille**

Respirez à même le flacon ouvert, dans l'heure précédant l'injection, autant de fois que nécessaire.

À appliquer
- HE **camomille** 2 gouttes

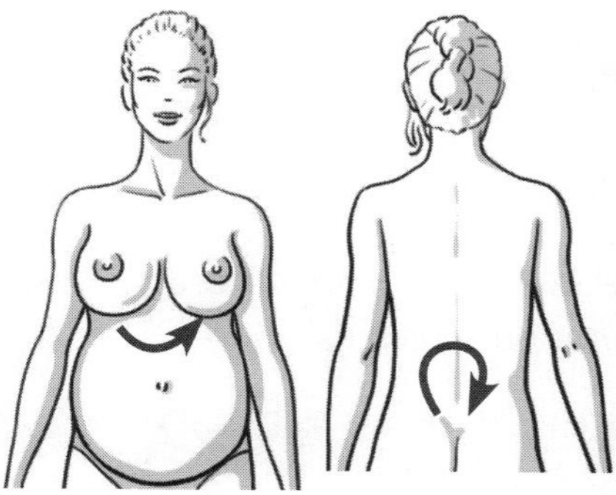

Appliquez sur le plexus solaire et la zone d'injection ½ heure avant l'intervention, et renouvelez juste avant.

Ces deux formules (à respirer et à appliquer) devraient être suffisantes pour détendre parfaitement et obtenir cet effet « préanesthésiant ». Si ce n'est pas le cas, ajoutez la formule 3.

À avaler (voie perlinguale)
- HE **camomille** 1 goutte

Versez sous la langue ½ heure avant l'intervention.

Mon conseil en +

Prenez de l'homéopathie : Ignatia 5 CH et/ou *Gelsemium* 5 CH, 3 granules de l'un et/ou de l'autre, 4 fois par jour la semaine qui précède l'accouchement.

Psoriasis

Le psoriasis est une anomalie du renouvellement de l'épiderme. Le corps se met à produire des cellules cutanées en grande quantité sans prendre le temps d'éliminer la peau morte. Résultats : plaques rouges recouvertes d'épaisses squames blanches sur le corps, le cuir chevelu (et, beaucoup plus rarement, sur le visage, les oreilles), pellicules, démangeaisons, atteinte des plis (aine, aisselles, coudes, genoux), ongles épaissis, striés, cassés... On imagine le désarroi psychologique subi par les psoriasiques. Les huiles essentielles anti-inflammatoires et kératolytiques (antisquames) apaisent bien.

À appliquer

- HE **lavande vraie** 2 gouttes
- HE **camomille** 2 gouttes
- HE **lavande aspic** 2 gouttes
- HV rose musquée 10 gouttes

Appliquez quelques gouttes du mélange sur la ou les zones atteintes, 2 à 3 fois par jour, jusqu'à amélioration sensible.

Mes conseils en +

Oméga 3 antipsoriasis. En crise, prenez 9 capsules d'oméga 3 (riches en EPA) par jour, réparties comme suit : 3 le matin + 3 le midi + 3 le soir pendant 10 jours. Puis diminuez la dose de moitié pendant 3 semaines. Attention ! Rappel : ne prenez pas d'oméga 3 les 3 semaines précédant votre accouchement, ce sont des fluidifiants sanguins, vous risqueriez l'hémorragie au moment de la délivrance.

Magnésium marin pour mieux supporter une poussée de psoriasis. Avalez 1 gélule ou 1 ampoule de magnésium marin + vitamine B6 matin et soir.

Tisane antipsoriasis. Préparez une infusion de bardane, pensée sauvage, pissenlit, mélisse (plantes à parts égales). Versez 1 cuillère à café de ce mélange dans une tasse, recouvrez d'eau frémissante, laissez infuser 10 minutes. Filtrez. Buvez 2 à 3 tasses par jour en cures de 20 jours.

Relaxation générale

Voir aussi « Dépression » (p. 136), « Angoisse » (p. 101)

En route pour le bien-être, la détente... vous le méritez amplement.

À appliquer en massage
Dans un flacon de 30 ml, mélangez :
- HE **lavande vraie** 5 ml
- HE **camomille** 1 ml
- HE **ylang-ylang** 1 ml
- HV noisette 23 ml

Faites-vous masser le dos avec une dizaine de gouttes de cette préparation extra-relaxante, 1 ou 2 fois par jour.

À diffuser à la maison, au bureau, en voiture...
- HE **lavande vraie**
- HE **petit grain bigaradier**

Diffusez 10 minutes, matin et soir, ensemble ou en alternance.

En bain aromatique
- HE **lavande vraie** 10 gouttes
- HE **petit grain bigaradier** 5 gouttes
- ◊ Base pour bain 1 cuillère à soupe

Versez dans la baignoire une fois l'eau tiède ou chaude coulée. Le soir, prenez un bain de 20 minutes, sortez-en sans vous rincer, enveloppez-vous dans un peignoir moelleux et allez vous coucher.

Mon conseil en +

Nous avons toutes (et tous) besoin de nous relaxer. Ce n'est pas du temps « perdu » mais, au contraire, un moyen de reprendre des forces pour la suite. N'attendez pas d'être nerveusement épuisée pour prendre un bain aromatique ou pour diffuser vos merveilleuses huiles essentielles relaxantes.

Rétention d'eau

Voir aussi « Jambes lourdes » (p. 192).

C'est au 3e trimestre que la rétention d'eau et les œdèmes risquent de vous gêner le plus. Limitez le problème en ajustant votre alimentation, vos activités physiques et sollicitez l'aide des plantes et des huiles essentielles, grandes spécialistes de ce genre de trouble.

À avaler (à partir du 4e mois de grossesse)
- HE **citron** 1 goutte

Versez sur un comprimé neutre, laissez fondre en bouche, 3 fois par jour pendant 4 à 5 jours. À renouveler en fonction des besoins.

Mes conseils en +

Attention au sel et au sucre : ils retiennent l'eau, donc aggravent la rétention.

Bougez, marchez : rester statique amplifie la rétention d'eau, alors que se remuer l'améliore toujours. Faites selon vos possibilités bien entendu.

Buvez des tisanes d'ortie, piloselle, orthosiphon, romarin (préparez un mélange des 4 plantes à parts égales). Versez 1 cuillère à café de plantes dans une tasse, recouvrez d'eau frémissante. Laissez infuser 10 minutes. Filtrez. Buvez 3 tasses par jour pendant 5 à 6 jours.

Prenez des plantes maxi-drainantes sous forme d'EPS : orthosiphon et piloselle (à parts égales), 1 cuillère à café dans un verre d'eau par jour, pendant 4 à 5 jours.

Rhinite allergique

Voir aussi « Rhume des foins » (p. 222).

Lorsqu'elle est provoquée par le pollen, on l'appelle communément « rhume des foins ». Mais la rhinite allergique peut aussi être induite par des moisissures, des blattes, des acariens, des poils ou de la peau d'animaux, des polluants, la poussière… Contrairement à la rhinite *saisonnière* (rhume des foins), la rhinite *persistante* peut durer toute l'année, tant que l'on est en contact avec l'allergène. Par exemple, avec un chien à la maison.

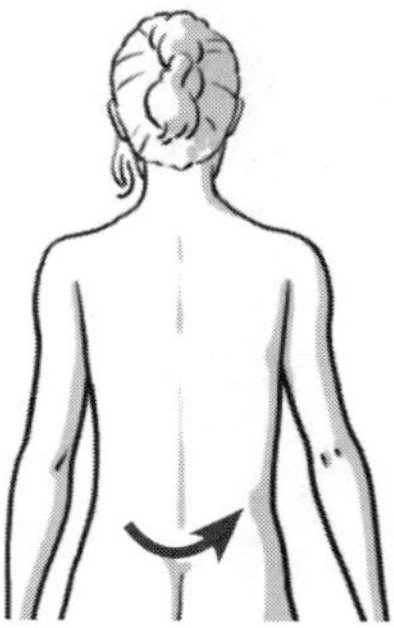

À appliquer
- HE **épinette noire** 2 gouttes

Appliquez sur les glandes surrénales, 2 fois par jour pendant la période critique.

À avaler (à partir du 4e mois de grossesse)
- HE **camomille noble** 1 goutte
- HE **basilic** 1 goutte

Versez les 2 gouttes dans une petite cuillère de miel, et laissez fondre en bouche, 3 fois par jour les jours où les manifestations sont aiguës.

Mes conseils en +

Prenez de l'homéopathie : *Poumon histaminum* 5 CH et *Allium cepa* 5 CH : 2 granules 3 fois par jour pendant la période critique.

Prenez de l'EPS de cassis : 1 cuillère à café dans un verre d'eau, le matin.

N'importe quel allergologue vous dira qu'il serait sage de vous débarrasser temporairement au moins, de l'élément allergisant, à condition de l'avoir identifié. Ne serait-ce que jusqu'à la fin de votre grossesse.

Rhume des foins

Voir aussi « Rhinite allergique » (p. 221).

Rhume des foins = allergie au pollen = nez qui coule, yeux qui démangent, palais à l'avenant, concours d'éternuements en salves… généralement à chaque printemps. Mais selon le pollen incriminé, votre rhume des foins peut éventuellement s'épanouir plus avant dans la saison surtout compte tenu du réchauffement climatique. Si les premières manifestations arrivent au début de votre grossesse, sachez-le : en dehors de l'homéopathie (et des huiles essentielles indiquées sur cette page), vous ne pourrez quasi rien prendre d'autre. Heureusement, toutes les femmes enceintes que j'ai rencontrées ont trouvé que l'homéopathie et l'aromathérapie « marchaient » mieux que les médicaments classiques (prescrits seulement en fin de grossesse qui plus est !). Donc n'ayez crainte : vous serez soulagée si vous suivez les conseils de cette page.

À respirer

- HE **basilic** 2 gouttes

Ou

- HE **eucalyptus radié** 2 gouttes

Versez sur un mouchoir et respirez autant de fois que nécessaire dans la journée.

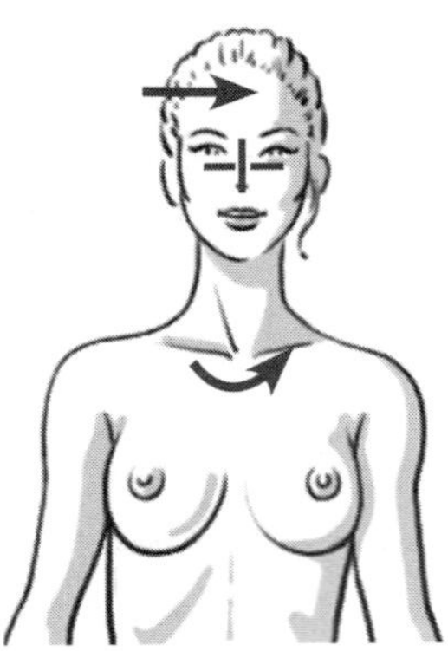

À appliquer

- HE **basilic** 2 gouttes
- HV noisette 2 gouttes

Appliquez sur le nez, les sinus et le thorax, 2 à 3 fois par jour pendant 5 à 10 jours.

À avaler (voie perlinguale) (à partir du 4e mois de grossesse)

- HE **basilic** 1 goutte

Versez sur un comprimé neutre et laissez fondre en bouche, sous la langue de préférence, 3 à 4 fois par jour les jours de crise.

Mes conseils en +

Tisane anti-rhume des foins. Buvez des tisanes de clous de girofle et cannelle écorce (mélange à parts égales). Mettez 1 cuillère à café de ce mélange pour une tasse d'eau dans la casserole, jusqu'à ébullition. Coupez le feu. Laissez encore infuser 5 minutes. Filtrez. Ajoutez 1 pincée de gingembre frais râpé. Buvez 2 tasses par jour.

EPS stop allergie au pollen. Versez 1 cuillère à café d'EPS de plantain/cassis dans un verre d'eau, buvez par petites gorgées, 2 fois par jour en cures de 20 jours.

Prenez de l'homéopathie : *Poumon histaminum* 9 CH, 2 granules 3 fois par jour pendant la période critique.

Le pic pollinique (le moment où les pollens sont les plus concentrés dans l'air) des graminées se situe entre le 15 mai et le 15 juillet en plaine, mais 1 mois plus tard en montagne. Attention à vos dates de vacances !

Savez-vous exactement à quel pollen vous êtes allergique ? Voici le calendrier pollinique, pour mettre un nom sur vos bourreaux… Pour certains la « saison des pollens » est derrière, pour d'autres l'allergie saisonnière se profile à l'horizon : tout dépend des végétaux auxquels vous êtes allergique !

De janvier à mai (arbres)	De mai à fin juillet (graminées)	De juillet à octobre (herbacées)
Aulne	Avoine	Ambroisie
Bouleau	Chiendent	Armoise
Érable	Froment	Marguerite
Hêtre	Pâturin des prés	Ortie
Noisetier	Pelouse	Petite oseille
Orme	Roseaux	Pissenlit
Peuplier	Seigle	Plantain
Saule	Vulpin des prés	Solidage

Seins douloureux

C'est bien connu, les femmes enceintes « gagnent » plusieurs bonnets pendant leur grossesse et arborent une poitrine florissante, à la grande fierté de leur conjoint. Le revers de la médaille, c'est qu'elle est particulièrement sensible, surtout pendant le 1er trimestre, et ce dans le mauvais sens du terme : les glandes préparant l'allaitement se mettent en « éveil », grossissent et tout le réseau circulatoire autour s'adapte, gonflant à son tour pour alimenter ces glandes nourricières. Apaisez-les en douceur grâce à la camomille.

À appliquer
💧 HA camomille

Imbibez des compresses d'hydrolat de camomille (ne vous trompez pas ! ce ne sont pas des huiles essentielles !) sur les seins hypersensibles, 3 à 4 fois par jour jusqu'à nette amélioration.

Mon conseil en +

Ne brusquez pas vos seins. Ne les comprimez pas, mais ne les laissez pas non plus sans soutien : une poitrine enveloppée bien soutenue est toujours moins douloureuse. Investissez dans des sous-vêtements de bonne qualité, qui ne serrent pas ni ne font mal. Les soutiens-gorge de sport peuvent être une bonne solution.

Sevrage allaitement

Vous souhaitez arrêter d'allaiter. Mais votre corps, lui, va continuer de « produire », d'où un ajustement qui peut durer quelque temps et se révéler aussi désagréable que douloureux, voire embarrassant. L'huile essentielle de menthe poivrée est spectaculairement efficace pour freiner la production de lait. Mais il est **impératif** d'arrêter d'allaiter dès votre première prise buccale. Même chose pour l'application aroma : dès le premier massage, l'enfant ne peut plus téter. En effet, ces huiles essentielles ne conviennent qu'à l'adulte, en aucun cas au bébé.

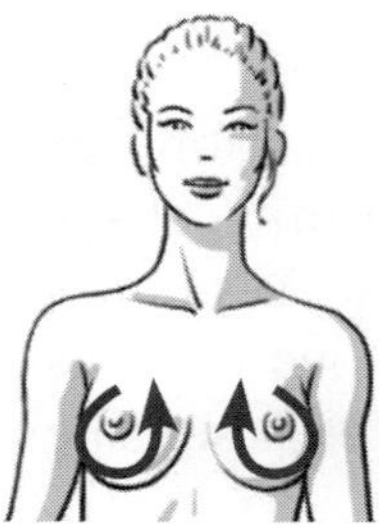

À appliquer
- HE **romarin à camphre** 5 gouttes
- HE **inule odorante** 1 goutte
- HE **lentisque pistachier** 1 goutte
- HV millepertuis 1 cuillère à café

Appliquez ce mélange sur les deux seins, 4 fois par jour. Massez doucement.

+

Installez un bandage serré durant 5 à 8 jours (à changer chaque jour) : la contrainte mécanique favorise aussi l'arrêt de la lactation.

+

À avaler (voie perlinguale)
- HE **menthe** 2 gouttes

Déposez sous la langue ou sucez un comprimé neutre imbibé des 2 gouttes d'HE, 3 fois par jour.

Rappel : ces traitements aroma sont **incompatibles** avec la poursuite de l'allaitement !

Mes conseils en +

Apaisement en douceur. Appliquez des compresses d'hydrolat (HA) de camomille ou de lavande vraie. Tamponnez doucement. Renouvelez 4 à 6 fois par jour.

Prenez de l'homéopathie : Ricinus 4 CH + *Pulsatilla* 5 CH, 2 granules de chaque tube 3 fois par jour pendant 4 à 5 jours.

Préparez une tisane de pervenche et menthe poivrée (plantes à parts égales). Versez une pincée de ce mélange dans une tasse, recouvrez d'eau frémissante, laissez infuser 10 minutes. Filtrez. Buvez 2 à 3 tasses par jour.

Sinusite

Une sinusite est une inflammation due à une infection des sinus. En fonction de son emplacement (frontal, ethmoïdal – à la base du crâne –…), elle peut être très douloureuse. Les huiles essentielles sont remarquablement efficaces contre tous les types d'inflammation. N'attendez pas ! Correctement traitée, la sinusite aiguë disparaît en une petite semaine.

À appliquer

Dans un flacon de 15 ml, mélangez :

- HE **eucalyptus radié** 5 ml
- HE **laurier noble** 5 ml
- HE **arbre à thé** 5 ml

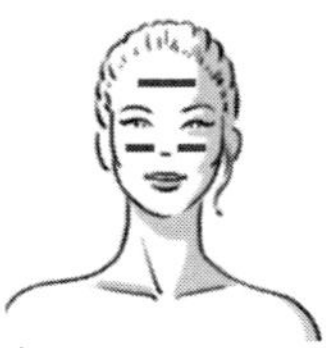

Appliquez 1 goutte du mélange, 6 fois par jour, sur les sinus enflammés.

À respirer

Inhalations humides. Versez 10 gouttes du mélange ci-dessus + ½ cuillère à café de labrafil dans un bol d'eau bouillante. Respirez profondément les vapeurs aromatiques 10 minutes, matin et soir, en vous « enfermant » le visage sur le bol. Ne sortez pas à la pollution dans l'heure qui suit votre inhalation.

+

Inhalations sèches. Versez 3 à 4 gouttes de ce même mélange sur un mouchoir. Respirez profondément, 3 à 5 fois par jour après lavage des sinus à l'eau de mer, pendant 3 à 5 jours.

Mon conseil en +

Lavez vos sinus plusieurs fois par jour à l'aide de sprays nasaux à l'eau de mer (en pharmacie). Et procédez à ce nettoyage systématiquement avant toute inhalation aux HE.

Spasmes digestifs

Les douleurs spasmodiques dans le ventre sont courantes. Elles ne ressemblent pas vraiment à des contractions, vous ne pouvez pas confondre ! Ce sont les douleurs types des colites fonctionnelles, aussi surnommées « crises de larmes intestinales », ce qui veut tout dire...

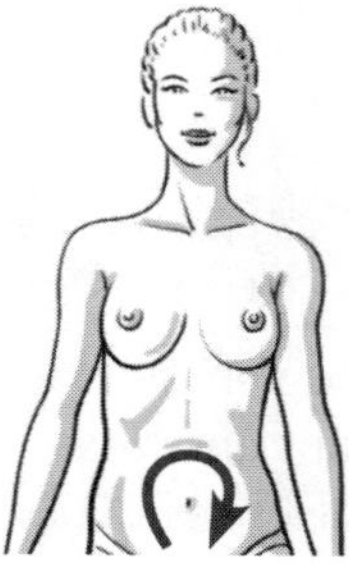

À appliquer

- HE **camomille** 2 gouttes
- HE **basilic** 2 gouttes
- HE **lavande vraie** 2 gouttes
- HV noisette 6 gouttes

Appliquez sur le ventre, 2 à 3 fois par jour pendant 2 à 3 jours.

À respirer

- HE **camomille**

Respirez directement, à même le flacon ouvert, 1 ou 2 fois par jour.

Mon conseil en +

Tisane apaisante de badiane, réglisse, mélisse (plantes à parts égales). Mettez 1 cuillère à café de ce mélange pour une tasse d'eau dans la casserole, laissez frémir 2 minutes. Coupez le feu. Laissez encore infuser 5 minutes. Filtrez. Buvez 1 à 3 tasses par jour.

Spasmes gynécologiques

Vous pouvez par moments ressentir des spasmes profonds, dans le bas-ventre et l'entrejambe, qui ressemblent à des douleurs de règles, par « pics », avec l'impression de contractions. Tout ceci n'est pas grave, mais désagréable : ce sont les ligaments et les muscles qui spasment. Vous les apaiserez avec cette formule.

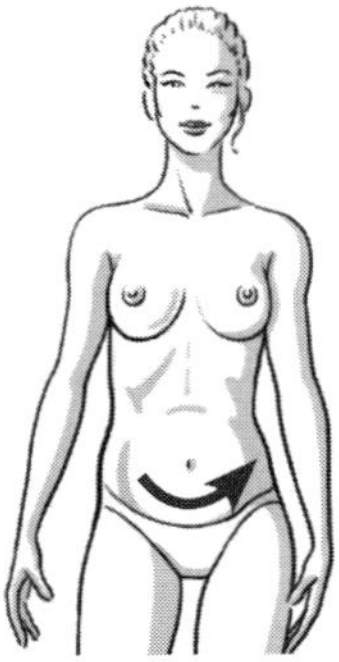

À appliquer

- HE **estragon** 1 goutte
- HE **camomille** 1 goutte
- HE **petit grain bigaradier** 1 goutte
- HV noisette 5 gouttes

Appliquez 2 à 3 fois par jour sur le bas-ventre, pendant 24 à 48 heures.

Mes conseils en +

Tisane apaisante. Buvez des tisanes de mélisse, menthe, camomille. Versez 1 cuillère à café de mélange de ces plantes dans une tasse, recouvrez d'eau frémissante. Laissez infuser 5 minutes. Filtrez. Buvez 1 à 3 tasses par jour.

Prenez de l'homéopathie : Magnesia phos. 5 CH, 2 granules, 3 fois par jour.

Contrairement aux douleurs ligamentaires (p. 149), les spasmes peuvent être fulgurants mais ne durent pas : ils sont fugaces.

Lorsqu'un spasme se présente, si vous le pouvez, allongez-vous le temps de « laisser passer l'orage ».

Spasmophilie

Contractures des pieds et des mains, crispation des mâchoires, hypersensibilité neuromusculaire, sensation de « poids sur le torse », de difficultés à respirer, de douleurs diffuses, fourmillements… Les visages de la spasmophilie sont multiples. Et nombreuses sont les femmes spasmophiles angoissées à l'idée que leur grossesse se passe mal, de faire une fausse couche, qu'à force de ruminer des idées noires le bébé en pâtisse, que l'accouchement se passe mal, etc. Ne vous mettez pas en condition ainsi ! La spasmophilie n'empêche pas de vivre une grossesse, souvent épanouie et radieuse avec zéro crise. Parfois, c'est un peu plus difficile. Tout dépend des mamans.

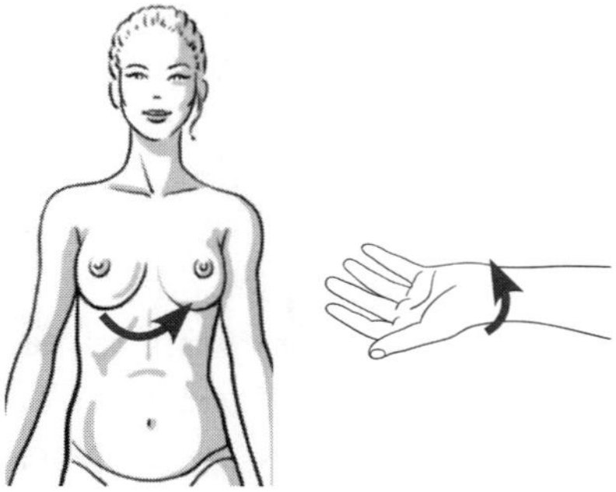

À appliquer
- HE **lavande vraie** 1 goutte
- HE **petit grain bigaradier** 1 goutte
- HV noisette 2 gouttes

Appliquez sur la face interne des poignets (respirez profondément) et le plexus solaire 2 à 3 fois par jour.

À respirer
- HE **camomille**

Respirez directement, à même le flacon ouvert pour « calmer le jeu », profondément, plusieurs fois par jour si nécessaire.

Mes conseils en +

Tisane apaisante. Buvez des tisanes de mélisse, angélique, aubépine. Versez 1 cuillère à café du mélange de ces plantes dans une tasse, recouvrez d'eau frémissante. Laissez infuser 10 minutes. Filtrez. Buvez 2 à 3 tasses par jour pendant 3 à 5 jours.

Prenez de l'homéopathie : Cuprum met. 5 CH, 2 granules, 3 fois par jour, 4 à 5 jours de suite.

Doublez les doses de magnésium marin : 4 comprimés (ou gélules…) par jour pendant 10 jours, avant de revenir à 2 par jour (posologie recommandée à toute femme enceinte).

SURPOIDS ET « ENVIES DE FRAISES »

Il n'est pas question de proposer ici un régime minceur, mais d'une part d'aider les femmes en surpoids qui souhaitent tomber enceintes (les kilos en trop diminuent la fertilité), d'autre part d'éviter de prendre trop de kilos pendant la grossesse. Par ailleurs, enceinte, vos aliments sont comme digérés « en accéléré » : on dirait que vous avez tout le temps faim ! D'où certaines envies alimentaires subites. Quand ce sont des fraises, tout va bien. Si ce sont des frites ou des crèmes glacées, ce n'est plus du tout la même histoire calorique... Sans se restreindre ni faire un régime, il est cependant indispensable de « faire attention » et de surveiller son assiette, tant en termes de quantité et de calories qu'en termes de qualité. Les huiles essentielles vont vous aider à gérer votre appétit.

Prise de poids (moyenne)								
Mois	0-2	3	4	5	6	7	8	9
Kilos au fil des mois	1	2	3	5	6	7	9	11

À respirer
- HE **camomille**

Respirez directement, à même le flacon ouvert, profondément à chaque fringale, 2 ou 3 fois par jour maximum.

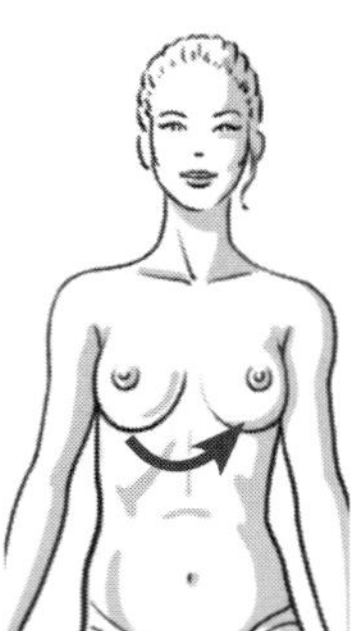

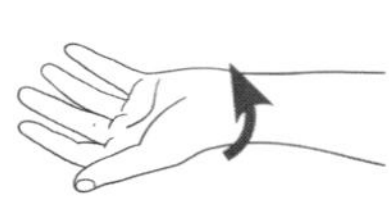

À appliquer
- HE **lavande vraie** 1 goutte
- HE **petit grain bigaradier** 1 goutte
- HV noisette 2 gouttes

Appliquez sur la face interne des poignets (respirez profondément) et le plexus solaire 2 à 3 fois par jour.

En bain

- HE **lavande vraie** 5 gouttes
- HE **petit grain bigaradier** 5 gouttes
- ◊ Base pour bain 1 cuillère à soupe

Versez votre mélange dans la baignoire une fois l'eau coulée. Le soir, prenez un bain d'au moins 15 minutes, sortez-en sans vous rincer, enveloppez-vous dans un peignoir moelleux et allez vous coucher.

À avaler (voie perlinguale) (à partir du 4e mois de grossesse)

- HE **citron** 1 goutte

Versez directement sous la langue, ou sur un comprimé neutre puis laissez fondre en bouche 3 à 4 fois par jour.

Mes conseils en +

Tisane antikilos. Buvez des tisanes de fumeterre, géranium, mélisse (à parts égales). Versez 1 cuillère à café du mélange de ces plantes dans une tasse, recouvrez d'eau frémissante. Laissez infuser 10 minutes bien au chaud (dans une Thermos par exemple). Filtrez. Ajoutez 1 petite cuillère à café d'agar-agar dans laquelle vous aurez versé 1 goutte d'HE de citron (l'eau doit être à 82 °C au moins, sinon l'agar-agar ne jouera pas son rôle de gélifiant coupe-faim dans l'estomac). Buvez encore bien chaud, avant que l'agar-agar ne se gélifie dans la tasse, 3 tasses par jour pendant 10 jours ou plus.

Côté alimentation, privilégiez : poissons, viandes blanches, œufs, légumes, fruits, aliments riches en fibres (lentilles, haricots secs…). Vos pires ennemis : le sucre et les sucreries, l'alcool, les « mauvaises » graisses et les aliments gras (plats préparés, sauces, produits traiteurs, tartes et quiches industrielles, charcuteries en général, fromages, biscuits, cacahuètes…). Buvez de l'eau et des citrons pressés. En apéritif, des jus de légumes (carotte, tomate).

Mes conseils en + *(suite)*

Exercice physique in-dis-pen-sa-ble. Natation, aquagym, vélo… à votre convenance, mais au minimum 2 séances par semaine.

Chaque jour, bougez, marchez : au moins 1 heure de marche quotidienne, d'un bon pas.

En oligothérapie : prenez du zinc/nickel/cobalt, 1 dose 2 fois par jour pour mater les « boulimies ».

Stress nerveux (trac, irritabilité, crise de nerfs)

Sous ce terme générique, nous regroupons toutes les manifestations corporelles de « mise en alerte » alors qu'il n'y a aucune raison : insomnie (voir plus précisément p. 190), respiration superficielle, augmentation du métabolisme (vous avez brusquement très chaud), tensions musculaires… Non, ne craquez pas !

À appliquer

- HE **lavande vraie** 2 gouttes
- HV noisette 2 gouttes

Ou

- HE **rose de Damas** 2 gouttes

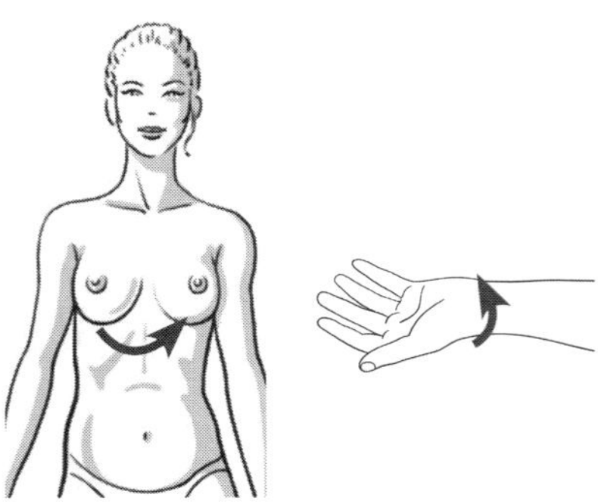

Appliquez sur la face interne des poignets (respirez profondément) et le plexus solaire, autant de fois que nécessaire.

Spécial « trac »

- HE **petit grain bigaradier** 2 gouttes

Appliquez sur la face interne des poignets (respirez profondément), ainsi que sur le plexus solaire chaque fois que la situation se présente.

À diffuser
- HE **lavande vraie**

Diffusez 15 minutes, 2 ou 3 fois par jour.

En bain
- HE **lavande vraie** 5 gouttes
- HE **petit grain bigaradier** 5 gouttes (ou HE **camomille**, même quantité)
- ◊ Base pour bain 1 cuillère à soupe

Versez votre mélange dans la baignoire une fois l'eau coulée. Le soir, prenez un bain d'au moins 15 minutes, sortez-en sans vous rincer, sèchez-vous et allez vous coucher.

À avaler (à partir du 4e mois de grossesse)
- HE **petit grain bigaradier** 1 goutte

Versez sur un comprimé neutre, laissez fondre en bouche 2 à 3 fois par jour.

Mes conseils en +

Tisane apaisante. Buvez des tisanes de mélisse, tilleul, camomille. Versez 1 cuillère à café du mélange de ces plantes dans une tasse, recouvrez d'eau frémissante. Laissez infuser 10 minutes. Filtrez. Sucrez au miel de lavande. Buvez 1 à 3 tasses par jour.

Évitez le thé, le café, les colas.

*Privilégiez les aliments à index glycémique bas (*légumineuses, riz basmati ou complet, pâtes complètes...) de manière à mieux contrôler votre glycémie et vos sautes d'humeur.

Mes conseils en + *(suite)*

Apprenez à maîtriser votre corps, par le sport, la méditation, la respiration profonde, la relaxation…

Prenez de l'homéopathie spécial « trac » : Gelsemium 9 CH, 2 granules 3 fois en 24 heures.

TABAC (SEVRAGE TABAGIQUE)

Pendant la grossesse, c'est zéro tabac, vous le savez. Mais avant de tomber enceinte, il serait souhaitable de cesser de fumer ou, au moins, de diminuer votre consommation. Le tabac est l'ennemi n° 1 de la fertilité, et ce aussi bien pour la femme que pour l'homme, chez qui il abîme les spermatozoïdes. Voici des formules et réflexes aroma pour vous aider à décrocher.

En bain relaxant

- HE **lavande vraie** 5 gouttes
- HE **camomille** 5 gouttes
- ◊ Base pour bain 1 cuillère à soupe

Versez votre mélange dans la baignoire une fois l'eau coulée. Le matin et le soir (dans l'idéal), prenez un bain d'au moins 20 minutes, sortez de l'eau sans vous rincer (donc, le matin, prenez d'abord votre douche « lavante »), séchez-vous.

À respirer

Dans un petit flacon, mélangez :

- HE **camomille** } à parts égales
- HE **citron** }

Respirez directement, à même le flacon ouvert, profondément, à chaque envie d'allumer une cigarette, jusqu'à 5 à 10 fois par jour (selon les habitudes).

+

À diffuser

- HE **orange douce**
- HE **petit grain bigaradier**
- HE **lavande vraie**

Diffusez en alternance, 10 minutes toutes les 2 heures, dans la pièce ou vous vivez : maison, chambre, bureau…

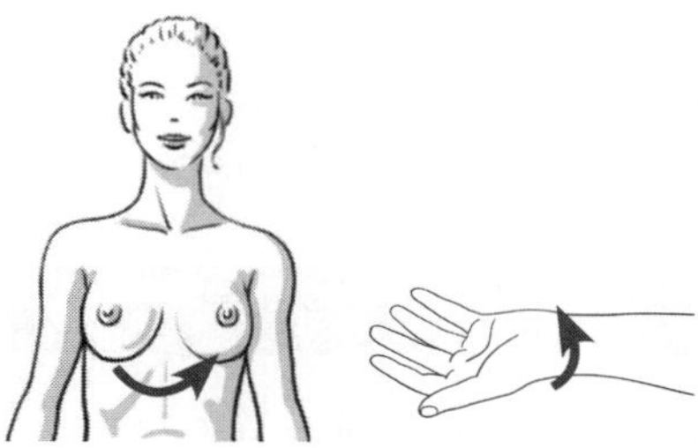

À appliquer

- HE **lavande vraie** 1 goutte
- HE **camomille** 1 goutte

Appliquez sur la face interne des poignets (respirez profondément) et le plexus solaire, autant de fois que nécessaire par jour.

Mon conseil en +

Tisane « stop-tabac ». Buvez des tisanes d'angélique (racines), cyprès (rameaux feuillés), menthe (feuilles sèches) (à parts égales). Pour chaque tisane, versez 1 cuillère à café du mélange de plantes dans une casserole d'eau, portez à ébullition, laissez bouillir 5 minutes puis coupez le feu. Laissez encore infuser 5 minutes, puis filtrez et versez dans la tasse. Buvez 2 à 3 tasses par jour.

Tendinite

La tendinite est une inflammation des tendons. Elle peut se manifester sur n'importe quel tendon, principalement sur ceux que nous sursollicitons. Que la grossesse l'ait favorisée ou non reste à discuter, ce qui ne souffre aucune discussion c'est ceci : pas question de prendre par voie orale des médicaments anti-inflammatoires classiques pendant que vous êtes enceinte ! Mais vous allez constater dès la première application que les huiles essentielles anti-inflammatoires sont largement aussi efficaces, dangers en moins.

À appliquer
Dans un flacon de 5 ml, mélangez :

- HE **lavande vraie** 1 ml
- HE **eucalyptus citronné** 2 ml
- HV noisette 2 ml

Appliquez 10 gouttes localement, en massage, 2 à 3 fois par jour.

Mes conseils en +

Tisane antidouleur. Buvez des tisanes de mélisse, saule blanc, reine-des-prés (à parts égales). Versez 1 cuillère à café du mélange de ces plantes dans une tasse, recouvrez d'eau frémissante. Laissez infuser 10 minutes. Filtrez. Ajoutez un filet de jus de citron frais. Buvez 2 à 3 tasses par jour.

Prenez de l'homéopathie : Arnica 9 CH, 2 granules 3 fois par jour.

TRANSPIRATION EXCESSIVE

La thyroïde peut vous donner des « coups de chaud », et vous faire transpirer allègrement... surtout si votre grossesse – fin du 2e trimestre principalement – correspond à la saison chaude. Malheureusement, les huiles essentielles qui pourraient être particulièrement actives dans ce cas (celles de sauge, de cyprès, de lemongrass) sont interdites pendant la grossesse. En revanche, pour la transpiration excessive classique (non d'origine hormonale), liée à une simple hyperactivité des glandes sudoripares, l'aromathérapie vole au secours des futures mamans.

À appliquer

- HE **petit grain bigaradier** 2 gouttes
- HV rose musquée 2 gouttes

Appliquez localement sur les aisselles et la voûte plantaire après la toilette.

Mon conseil en +

Prenez de l'homéopathie : Sulfur 5 CH, 2 granules 3 fois par jour.

Urticaire

Voir aussi « Démangeaisons et prurigo de grossesse » (p. 134).

L'urticaire est une réaction allergique cutanée. L'origine du mot signifie « irritation causée par les orties », ce qui est très parlant. Contrairement à l'eczéma, qui apparaît plus ou moins longtemps après le contact à problème, l'urticaire sévit toujours immédiatement après l'exposition à l'allergène. Et ça gratte, ça pique...

À appliquer

1) Apaiser avec les hydrolats :

- HA lavande vraie
- HA camomille noble

Appliquez en large quantité et souvent dans la journée à l'aide de compresses ou de coton imbibé.

Puis

2) Traiter avec les huiles essentielles :

- HE **lavande vraie** 1 goutte
- HE **camomille noble** 1 goutte
- HE **géranium rosat** 1 goutte
- HV calendula 3 gouttes

Appliquez localement 4 à 6 fois par jour, 1 jour ou 2, puis 3 fois par jour pendant 5 jours.

Mes conseils en +

Tisane antiurticaire. Préparez une infusion de bardane, pensée sauvage, cassis (plantes à parts égales). Versez 1 cuillère à café de ce mélange dans une tasse, recouvrez d'eau frémissante, laissez infuser 10 minutes. Filtrez. Buvez 3 tasses par jour pendant 2 ou 3 jours.

Prenez de l'homéopathie : Dolichos pruriens 5 CH ou *Urtica urens* 5 CH, 2 granules 3 fois par jour.

Varices, varicosités

Voir aussi « Jambes lourdes » (p. 192).

Avant le 3e trimestre, vous n'en entendrez pas parler. Mais à ce stade de la grossesse, les veines commencent à avoir du mal à suivre. Vous pouvez noter, ici ou là, des petites varicosités et/ou des varices. Aidez votre système veineux, sa tâche est colossale.

À appliquer
- HE **lentisque pistachier** 1 goutte
- HE **hélichryse** 1 goutte
- HE **citron** 1 goutte
- HV calophylle 5 gouttes

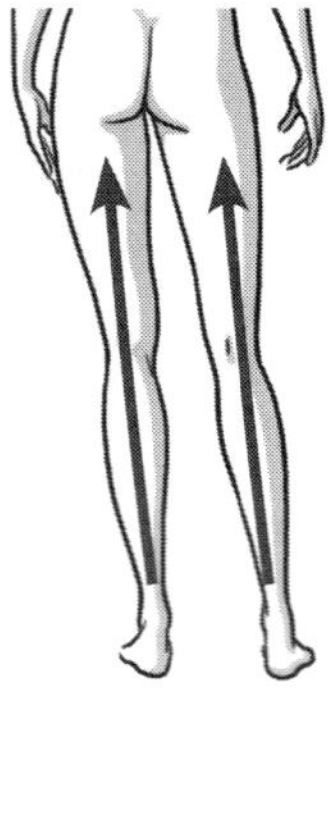

Massez les chevilles, les mollets, les cuisses : les jambes de bas en haut, en insistant le long de la veine en cause, matin et soir. Attention ! Pas d'exposition au soleil après l'application ! Si c'est l'été et que vous êtes jambes nues, mieux vaut cantonner vos massages en soirée.

Mes conseils en +

Tisane spéciale « veines ». Préparez une infusion de vigne rouge, hamamélis, menthe (plantes à parts égales). Versez 1 cuillère à café de ce mélange dans une tasse, recouvrez d'eau frémissante, laissez infuser 10 minutes. Filtrez. Buvez 2 tasses par jour (en cures de 20 jours).

Faites de l'exercice physique, c'est la seule façon – en dehors des massages – d'aider mécaniquement le sang à remonter vers le cœur, donc de l'empêcher de stagner, créant les varices et autres engorgements. L'idéal : la marche et la natation. À votre rythme, bien sûr.

Évitez la station debout prolongée.

Ne vous lancez pas dans les voyages long courrier : attendez d'avoir votre bébé pour sillonner la planète et faire le tour du monde.

Ne portez pas de vêtements serrés aux jambes et à la taille.

Vergetures

Ventre, seins, hanches, cuisses… les vergetures s'installent là où la peau « craque » pour cause de distension excessive. En résumé, vous prenez du volume, et le revêtement cutané ne suit pas : les fibres élastiques du derme se rompent, laissant en héritage des cicatrices plus ou moins visibles à fleur de peau. Le ventre, prenant de l'ampleur au fil des mois, lui impose une contrainte difficilement supportable. Aidez votre peau à l'accepter et assouplissez-la sans relâche pour limiter au maximum ces vilaines stries rouges, qui deviendront blanches (et difficiles à éliminer) au fur et à mesure de leur cicatrisation.

En prévention, dès que la peau commence à « tirer »

Faites des douches fraîches quotidiennes sur les seins, le cou, le ventre.

À appliquer

- HV onagre
- HV germe de blé
- HV rose musquée

} à parts égales

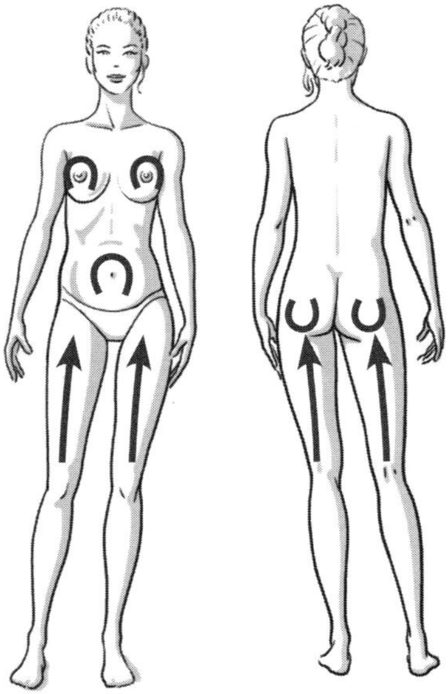

Appliquez la quantité nécessaire de cette préparation sur les seins, les cuisses, le ventre, les fesses, les genoux... en insistant bien sur vos propres zones spécialement sensibles aux vergetures.
Renouvelez chaque matin après la douche, pendant toute la grossesse. Ces huiles végétales nourrissent la peau et restaurent son élasticité.

En traitement, si vergetures apparentes

À appliquer (exclusivement après l'accouchement et l'allaitement)
Dans un flacon de 60 ml :

- HE **niaouli** 2 ml
- HE **ciste ladanifère** 2 ml
- HE **sauge officinale** 1 ml
- HE **hélichryse** 1 ml
- HE **géranium** 2 ml
- HE **rose de Damas** 1 ml
- HV rose musquée qsp 60 ml

Appliquez de la même façon qu'indiqué plus haut, mais en massages matin et soir.

Mes conseils en +
(si votre peau est spécialement sujette aux vergetures)

Supplémentez-vous en acides gras spéciaux pour la peau : avalez 3 capsules par jour d'huile de bourrache ou d'huile d'onagre + 3 capsules d'huile de poisson.

Supplémentez-vous en antioxydants, à raison de 1 comprimé généraliste par jour.

Prenez un comprimé de vitamine C naturelle, dosé à 500 mg, par jour.

Prenez du silicium : avalez 1 cuillère à soupe de silice organique par jour, en cures de 2 mois.

VERRUE

Les verrues sont des petites excroissances de peau provoquées par un virus, bénignes mais contagieuses. Elles forment un relief sec, râpeux, qui peut être ignoré ou au contraire empoisonner la vie selon son emplacement. Par exemple s'il s'agit d'une verrue sur le bras, laissez-la où elle est. Le risque de traiter une verrue à un « bon » endroit : qu'elle « sorte » à un autre endroit nettement moins discret, voire qu'elle se multiplie, comme si elle faisait « des petits ». En revanche, une verrue entre les doigts ou sous les pieds peut vite devenir très handicapante. À vos flacons !

À appliquer
- HE **citron** 1 goutte
- HE **arbre à thé** 1 goutte

Appliquez localement, sur la verrue, matin et soir jusqu'à disparition.

Mon conseil en +

Prenez de l'homéopathie : Thuya 5 CH, 2 granules 3 fois par jour.

Vomissements

La suite logique des nausées chez certaines femmes...

À appliquer
- HE **camomille** 1 goutte
- HE **gingembre** 1 goutte
- HV noisette 2 gouttes

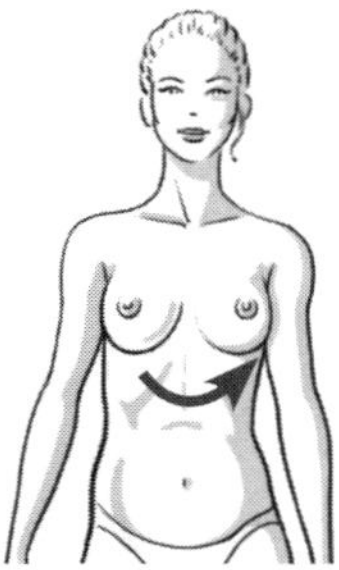

Appliquez plusieurs fois par jour sur le plexus solaire.

À avaler
- HE **citron** 1 goutte

Versez sur un comprimé neutre ou ½ sucre et laissez fondre sous la langue, 3 à 5 fois par jour.

Mes conseils en +

Tisane spéciale « vomissements ». Préparez une infusion de menthe au gingembre. Versez 1 cuillère à café (ou 1 sachet) de menthe dans une tasse, recouvrez d'eau frémissante, laissez infuser 10 minutes. Filtrez. Ajoutez une pointe de couteau de gingembre frais râpé dans la tasse. Buvez 3 à 4 tasses par jour tant que dure le problème.

Mes conseils en + *(suite)*

Buvez beaucoup d'eau, de jus, de bouillons… pour éviter la déshydratation, risque n° 1 en cas de vomissements répétés.

Rincez votre bouche immédiatement après avoir vomi, au moins avec de l'eau : l'acidité de ces sécrétions digestives est très agressive pour l'émail dentaire.

Prenez de l'homéopathie : *Ipeca* 5 CH, 2 granules 3 fois par jour.

Zona

La grossesse peut favoriser l'apparition d'un zona, maladie aiguë de peau correspondant à l'infection d'un nerf. Vous avez très probablement « attrapé » le virus lorsque vous étiez enfant : il s'appelait alors « varicelle ». Depuis, tapi dans un coin, il attend une faiblesse de votre part, une fatigue, un stress pour réapparaître. Le zona est parfois très, très pénible car les manifestations cutanées s'accompagnent d'atteinte des nerfs (névralgies), mais il est généralement sans danger, sauf exception. Les douleurs ressemblent à des brûlures ou à des piqûres d'ortie.

À appliquer
- HE **ravintsara** 1 goutte
- HE **arbre à thé** 1 goutte
- HE **lavande aspic** 1 goutte
- HV millepertuis 5 gouttes

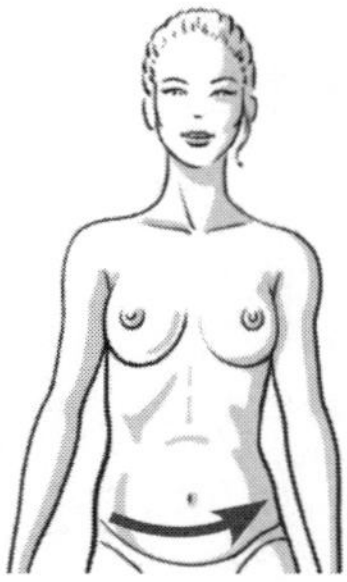

Appliquez aussi souvent que nécessaire sur les vésicules, dans la limite de 8 fois par jour.

Mes conseils en +

Ne vous affolez pas : contrairement à la varicelle, le zona ne fait courir aucun risque à votre bébé.

EPS pour renforcer l'immunité. Versez 1 cuillère à café d'EPS de cyprès/échinacée dans un verre d'eau, buvez par petites gorgées, 3 fois par jour pendant 10 jours.

Prenez de l'homéopathie : Vaccinotoxinum 9 CH, 1 dose par jour pendant 3 jours (de suite) puis *Rhus tox* 5 CH, 2 granules 3 fois par jour.

Avalez chaque jour 6 à 8 g de vitamine C (pendant la crise).

Prenez des minéraux adaptés : cuivre/or/argent, 1 dose par jour.

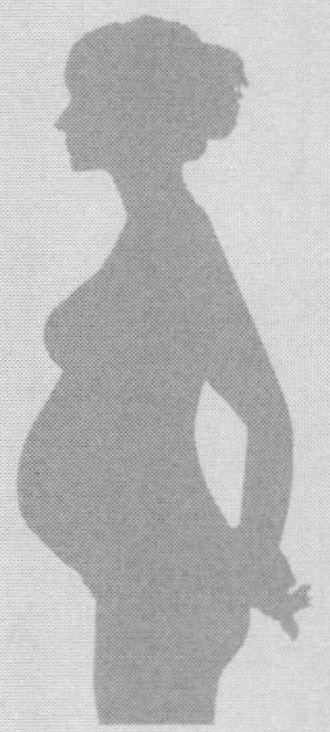

ANNEXES

Les huiles essentielles utilisées dans ce livre et pour traiter quoi

Arbre à thé

Abcès cutané, dentaire et mammaire, acné, blessure, bouton, bronchite, candidose vaginale, furoncle, herpès labial et vaginal, infections urinaire, intestinale et gynécologique, mycoses digestive, buccale, cutanée, unguéale et vaginale, parasites cutanés, parasites intestinaux, plaie, sinusite, stomatite candidosique, verrue, zona.

Badiane

Problème de sécrétion de lait.

Basilic

Acouphènes, allergie saisonnière, asthme allergique, brûlure d'estomac, colique, colique hépatique, colique néphrétique, colite, contracture, courbature, crampe, Crohn, cystite, fausses contractions, gastrite, hoquet, mal de tête et migraine, reflux gastro-œsophagien, rhinite allergique, rhume des foins, spasmes digestifs, spasmes (tous).

Bergamote

Baby blues, dépression post-partum.

Bois de rose

Chute de cheveux (après grossesse), mycose cutanée.

Camomille romaine

Agitation, allergie respiratoire, allergie cutanée, angoisse, anxiété, asthme nerveux, dépression post-partum, brûlure d'estomac, fausses contractions, colique, colique hépatique, colique néphrétique, colite, congestion mammaire (allaitement), coupe-faim, démangeaisons, eczéma, gastrite, hémorroïdes, herpès, hoquet, insomnie, lumbago et mal de dos, mal de tête, nausées, névralgie, otite, palpitations, parodontose, préparation à l'accouchement, préparation à la péridurale, psoriasis, reflux gastro-œsophagien, relaxation générale, rhinite allergique, sevrage tabagique, spasmes digestifs, spasmophilie, stress, surpoids, toutes interventions chirurgicales, urticaire, vomissements.

Cannelle de Ceylan

Cystite, infection intestinale.

Céleri

Masque de grossesse.

Ciste ladanifère

Congestion mammaire (allaitement), saignements, vergetures. Après accouchement : raffermit le périnée.

Citron

Aérophagie, brûlure d'estomac, chute de cheveux, concentration, coupe-faim, détox hépatique, digestion lente, épidémies, foie paresseux, grippes, indigestion, jambes lourdes, mal des transports, masque de grossesse, mummy blues, nausées, ongles (cassants…), rétention d'eau, reflux gastro-œsophagien, sevrage tabagique, surpoids, varices et varicosités, verrue.

Citronnelle

Moustique (repellent).

Encens

Baby blues (dépression post-partum).

Épinette noire

Allergie saisonnière, baby blues (dépression post-partum), fatigue profonde, rhinite allergique.

Eucalyptus citronné

Cellulite, contracture, crampe musculaire, courbature, démangeaisons (piqûre d'insecte), entorse, foulure, infection gynécologique, insectes piqueurs (repellent moustiques et autres insectes), lumbago, mal de dos, palpitations, otite, sciatique, tendinite.

Eucalyptus radié

Bronchite, épidémies, fièvre, grippe, infection ORL (respiratoire) virale ou bactérienne, otite, rhume, rhume des foins, sinusite.

Fenouil

Problème de sécrétion de lait.

Géranium bourbon

Angoisse, anxiété, diabète.

Géranium rosat

Acné, allergie cutanée, baby blues (dépression post-partum), chute de cheveux, congestion mammaire (allaitement), coupure, dartre, eczéma, démangeaisons, gencives qui saignent, mycoses cutanée, inguéale, vaginale, repellent anti-insectes, saignement, urticaire, vergetures. Après accouchement : raffermit le périnée.

Gaulthérie

Lumbago.

Gingembre

Constipation, hypotension, indigestion, mal des transports, nausées, vomissements.

Giroflier

Abcès et douleur dentaires, surpoids. Aide à l'accouchement.

Hélichryse italienne

Bleu, cellulite (après accouchement), couperose, entorse, foulure, hémorroïdes, lumbago, varices et varicosités, vergetures. Après accouchement : raffermit le périnée, vergetures.

Inule odorante

Sevrage allaitement.

Laurier noble

Abcès dentaire et cutané, aphte, angine, bouton (tout type, toute origine), bronchite, chute de cheveux, entorse, épidémie, foulure, furoncle, gastro-entérite, grippe, gingivite, infection gynécologique, infection ORL virale et bactérienne, mal de dos, mal de tête, mycose vaginale, digestive, buccale, cutanée, unguéale, parodontose, pharyngite, préparation à l'accouchement, sciatique, sinusite, stomatite candidosique, toux, trachéite.

Lavande aspic

Abcès dentaire, acné, ampoule, aphte, allergie cutanée, brûlure, chute de cheveux, congestion mammaire (allaitement), coup de soleil, eczéma, épisiotomie, gingivite, hémorroïdes, herpès, infection gynécologique, parodontose, piqûre et morsure, plaie, psoriasis, urticaire, zona.

Lavande vraie

Agitation, angoisse, anxiété, asthme nerveux, blessure, brûlure, coupure, crevasses, baby blues (dépression post-partum), fausses contractions, contracture, coupe-faim, courbature, crampe musculaire, démangeaisons, engelure, hyperactivité, hypertension artérielle, insomnie, jambes lourdes, lumbago, mal de dos, mal de tête, palpitations, plaie, préparation à l'accouchement, psoriasis, repellent (anti-insectes), sevrage tabagique, spasmophilie, spasmes digestifs, stress, tendinite, urticaire.

Lédon du Groënland

Hépatite.

Lentisque pistachier

Cellulite (après accouchement), infection gynécologique, hémorroïdes, jambes lourdes, sevrage allaitement, varices et varicosités.

Livèche

Détoxication hépatique avant et après grossesse (pas pendant).

Mandarine

Baby blues, vergetures.

Marjolaine

Insomnie.

Menthe bergamote

Impuissance masculine (avant grossesse, bien sûr).

Menthe poivrée

Détoxication hépatique avant et après grossesse (pas pendant), sevrage allaitement.

Néroli

Baby et mummy blues.

Niaouli

Vergetures (après accouchement).

Orange douce

Insomnie, mummy blues, nervosité, sevrage tabagique.

Origan compact

Infections ORL, digestive, gynécologique, urinaire (cystite).

Palmarosa

Facilite l'accouchement.

Petit grain bigaradier

Acouphènes (bourdonnements d'oreille), aérophagie, agitation, angoisse, anxiété, coupe-faim, hyperactivité, hypertension artérielle, insomnie, mummy blues, nervosité, préparation à l'accouchement, palpitations, relaxation générale, spasmes gynécologiques, spasmophilie, sevrage tabagique, stress, trac, transpiration excessive.

Pin sylvestre

Allergie, asthme, bronchite, dépression, diabète, épuisement nerveux, fatigue profonde, hypotension, mummy blues.

Ravintsara

Angine, bronchite, dépression, épidémie, épuisement nerveux, fatigue, fièvre, gastro-entérite, grippes, hépatite virale, herpès, immunité, infection gynécologique, infection ORL virale ou bactérienne, mummy blues, pharyngite, rhume, trachéite, zona.

Romarin à camphre

Cellulite (après l'accouchement), sevrage allaitement.

Romarin à verbénone

Détoxication hépatique avant et après grossesse (pas pendant).

Rose de Damas

Dépression post-partum, infertilité (homme, femme), libido (femmes), préparation à l'accouchement, stress, vergetures.

Sauge sclarée et sauge officinale

Infertilité (femmes), prépare à l'accouchement (sclarée, car l'officinale s'utilise exclusivement après l'accouchement), vergetures après grossesse (pas pendant).

Tanaisie

Démangeaisons.

Thym à linalol

Candidose vaginale, parasites intestinaux.

Thym à thujanol

Aide à l'accouchement, angine, bronchite, candidose vaginale, cystite, détoxication hépatique, diarrhée infectieuse (*Escherichia coli*), épidémie, extrémités froides, frilosité, grippe, herpès, hépatite virale, hypotension, indigestion, infection ORL virale ou bactérienne, infection gynécologique, infection urinaire, jambes lourdes, pharyngite, toux, trachéite, varices.

Verveine citronnée

Baby blues (dépression post-partum), dépression, épuisement nerveux, hypertension artérielle, palpitations.

Ylang-ylang

Agitation, angoisse, anxiété, coupe-faim, diabète, hyperactivité, hypertension et palpitations, insomnie, libido (féminine), mummy blues, préparation à l'accouchement, relaxation générale.

Huiles essentielles interdites : neurotoxiques et abortives

Huiles essentielles aux cétones neurotoxiques et abortives, **à ne pas utiliser pendant la grossesse**, surtout par voie orale. Elles peuvent aussi renfermer de l'apiole, de l'ascaridole, de l'isothiocyanate d'allyle, du safrole, du trans-anéthole, susceptibles de nuire à la grossesse.

- Absinthe africaine et absinthe odorante – toutes *artemisia* sauf *dracunculus* (estragon)
- Achillée millefeuille – *Achillea millefolium*
- Acore calamus – *Acorus calamus*
- Aneth des Indes – *Anethum sowa*
- Aneth odorant – *Anethum graveolens*
- Anis vert – *Pimpinella anisum*
- Armoise – *Artemesia vulgaris*
- Aunée – *Inula helenium*
- Badiane (anis étoilé) – *Illicium verum*
- Balsamite – *Chrysanthemum balsamita*
- Basilic camphré – *Ocimum canum camphoriferum*
- Buchu – *Agothosma betulina*
- Calament – *Calamintha nepeta* et *sylvatica*
- Cajeput – *Melaleuca leucadendron*
- Camphrier du Japon (bois) – *Cinnamomum camphora*
- Carvi – *Carum carvi*
- Cèdre de l'Atlas – *Cedrus atlantica*
- Cèdre d'Himalaya – *Cedrus deodara*
- Chénopode vermifuge – *Chenopodium anbrosioïdes anthelminticum*
- Cyprès bleu – *Cupressus arizonica*
- Eucalyptus à cryptone – *Eucalyptus polybractea cryptonifera*
- Eucalyptus mentholé – *Eucalyptus dives Schau. piperitoniferum*
- Fenouil doux – *Foeniculum vulgare var dulce*
- Hélichryse italienne (Immortelle) – *Helichrysum italicum*

– Remarque : cette huile essentielle possède une cétone « gentille », et peut être employée ponctuellement sans crainte.

- Hysope officinale – *Hyssopus officinalis*
- Lavande stoechade – *Lavandula stoechas*
- Menthe poivrée – *Mentha piperita*
- Menthe pouliot (pouillot) – *Mentha pulegium*
- Menthe suave à dihycrocarvone – *Mentha suaveolens dihydrocarvoniferum*
- Menthe sylvestre – *Mentha longifolia* ou *Mentha sylvestris*
- Menthe verte – *Mentha spicata*
- Moutarde – *Brassica nigra*
- Muscade (Noix de) – *Myristica fragrans*
- Myrique baumier – *Myrica gale*
- Persil frisé, persil simple à aipole – *Petroselinum crispum et apioliferum*
- Ravensare anisata – *Ravensara anisata*
- Romarin à camphre – *Rosmarinus officinalis camphoriferum*
- Romarin verbénone – *Rosmarinus officinalis verbenoniferum*
- Rue odorante – *Ruta graveolens*
- Sabine – *Juniperus sabina*
- Santoline – *Santolina chamaecyparissus*
- Sassafras – *Ocotea pretiosa*
- Sauge trilobée – *Salvia fructicosa*
- Sauge officinale – *Salvia officinalis*
- Souchet – *Cyperus*
- Tagete – *Tagetes glandulifera*
- Tanaisie vulgaire – *Tanacetum vulgare*
- Zédoaire – *Curcuma zedoaria Roscoe*
- Zdravets – *Geranium macrorrhizum*

Quelques références d'études scientifiques

Les études sur les femmes enceintes ne sont pas très courantes en raison de contraintes éthiques très fortes, ce qui est compréhensible. C'est exactement la même chose en ce qui concerne les médicaments classiques (les femmes enceintes et les jeunes enfants sont presque toujours écartés des essais thérapeutiques). Par ailleurs, les travaux scientifiques sont souvent réalisés avec des extraits (un composé précis) et non avec une huile essentielle (des centaines de composés !), ce qui entraîne des conclusions et des résultats erronés, non extrapolables à l'huile essentielle dans sa totalité. C'est comme si l'on étudiait l'acide ascorbique (vitamine C) et que l'on concluait sur les oranges en général, ou les fraises : ces fruits ont beau être riches en vitamine C, ils renferment bien d'autres composés ! Pour les huiles essentielles, c'est la même chose. Ce petit florilège d'études est cependant digne d'être consulté pour les lecteurs qui souhaitent aller « plus loin ».

- Aromatherapy for pregnancy and childbirth. Wigham D., *Beginnings*, 2009.
- Clinical indications and perceived effectiveness of complementary and alternative medicine in departments of obstetrics in Germany: a questionnaire study. Münstedt K., Brenken A., Kalder M., *Eur J Obstet Gynecol Reprod Biol.*, 2009.
- Use of complementary and alternative medicine in departments of obstetrics in Germany. Münstedt K., Schroter C., Brüggmann D., Tinneberg HR., von Georgi R., *Forsch Komplementmed.*, 2009.
- Herbal applications. Clark D., *Midwifery Today Int Midwife.*, 2008.
- Essential oils and massage in intrapartum care. Dhany A., *Pract Midwife*, 2008.
- Aromatherapy in childbirth: a pilot randomised controlled trial. Burns E., Zobbi V., Panzeri D., Oskrochi R., Regalia A., *BJOG.*, 2007.

- Prophylactic role for complementary and alternative medicine in perinatal programming of adult health. Hodgson DM., Nakamura T., Walker AK., *Forsch Komplementmed,* 2007.
- How to implement complementary therapies for laboring women. Zwelling E, Johnson K, Allen J., *MCN Am J Matern Child Nurs.,* 2006.
- Complementary and alternative therapies for pain management in labour. Smith CA, Collins CT, Cyna AM, Crowther CA., *Cochrane Database Syst Rev.,* 2006.
- Aromatherapy massage: an essential service? Leach S., *Pract Midwife.,* 2006.
- Effects of delivery nursing care using essential oils on delivery stress response, anxiety during labor, and postpartum status anxiety. Hur MH, Cheong N, Yun H, Lee M, Song Y., *Taehan Kanho Hakhoe Chi.,* 2005.
- Aromatherapy and massage for antenatal anxiety: its effect on the fetus. Bastard J, Tiran D., *Complement Ther Clin Pract.,* 2006.
- Continuous labor support. Hottenstein SE, Brit Pipe T., *AWHONN Lifelines,* 2005.
- Audit of an aromatherapy service in a maternity unit. Mousley S., *Complement Ther Clin Pract.,* 2005.
- Ginger: an essential oil for shortening labour? Calvert I., *Pract Midwife,* 2005.
- Complementary therapy use by women's health clinic clients. Pettigrew AC, King MO, McGee K, Rudolph C., *Altern Ther Health Med.,* 2004.
- Update on non pharmacologic approaches to relieve labor pain and prevent suffering. Simkin P, Bolding A., *J Midwifery Womens Health,* 2004.
- Diamorphine for pain relief in labour: a randomised controlled trial comparing intramuscular injection and patient-controlled analgesia. McInnes RJ, Hillan E, Clark D, Gilmour H., *BJOG,* 2004.

- Complementary therapies as adjuncts in the treatment of postpartum depression. Weier KM, Beal MW., *J Midwifery Womens Health,* 2004.
- Complementary and alternative therapies for pain management in labour. Smith CA, Collins CT, Cyna AM, Crowther CA., *Cochrane Database Syst Rev.,* 2003.
- Aromatherapy. Introduction into a maternity service. Jardine M., *Pract Midwife,* 2002.
- Essential oils and miscarriage. Black JM., *Midwifery Today Int Midwife,* 2000.
- Getting the massage across. Reid J., *Nurs Times,* 2001.
- Vicki's hot pack creations. Taylor V., *Birth Gaz.,* 2000.
- The use of aromatherapy in intrapartum midwifery practice an observational study. Burns E, Blamey C, Ersser SJ, Lloyd AJ, Barnetson L., *Complement Ther Nurs Midwifery,* 2000.
- An investigation into the use of aromatherapy in intrapartum midwifery practice. Burns EE, Blamey C, Ersser SJ, Barnetson L, Lloyd AJ., *J Altern Complement Med.,* 2000.
- Possible health and safety problems in the use of novel plant essential oils and extracts in aromatherapy. Lis-Balchin M., *J R Soc Promot Health,* 1999.
- Complementary and alternative medicine in pregnancy: a survey of North Carolina certified nurse-midwives. Allaire AD, Moos MK, Wells SR., *Obstet Gynecol.,* 2000.
- A study of the changes in the bioactivity of essential oils used singly and as mixtures in aromatherapy. Lis-Balchin M, Deans S, Hart S., *J Altern Complement Med.,* 1997.
- Aromatherapy in midwifery: benefits and risks. Tiran D., *Complement Ther Nurs Midwifery,* 1996.
- Complementary medicine. Using aromatherapy in childbirth. Burns E, Blamey C., *Nurs Times,* 1994.
- Essential oils and massage in intrapartum care. Dhany A., *Pract Midwife,* 2008.

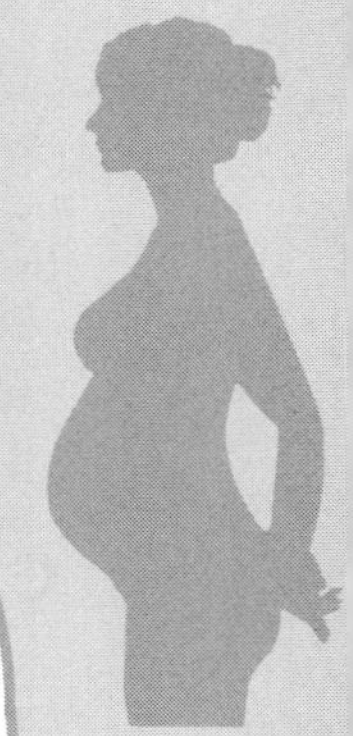

INDEX

A

B

C

D

E

R

S

T

U

V

Z

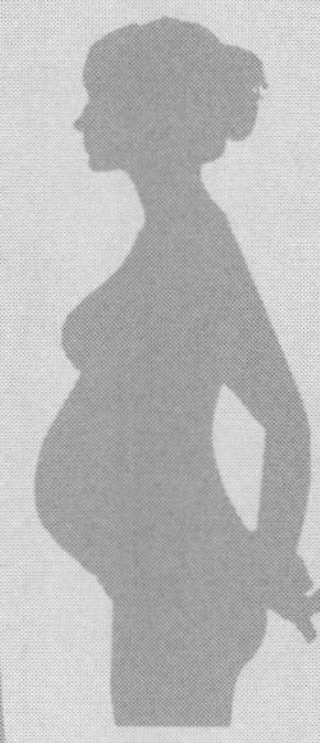

TABLE DES MATIÈRES

Achevé d'imprimer en février 2011
sur les presses de la Nouvelle Imprimerie Laballery
58500 Clamecy
Dépôt légal : février 2011
Numéro d'impression : 101083

Imprimé en France

La Nouvelle Imprimerie Laballery est titulaire de la marque Imprim'Vert®